RECUEIL

D'OBSERVATIONS MÉDICALES.

MOREAU, IMPRIMEUR,
rue Montmartre, nº 39.

RECUEIL

D'OBSERVATIONS MÉDICALES,

PAR

Louis-Victor BÉNECH, de St.-CIRQ,

ANCIEN ÉLÈVE DES HÔPITAUX CIVILS DE PARIS, DOCTEUR EN MÉDECINE DE LA FACULTÉ DE PARIS, ET PROFESSEUR DE PATHOLOGIE MÉDICO-CHIRURGICALE.

Merveilles de la nature ;
Préceptes de l'art.
Vitam impendere vero.

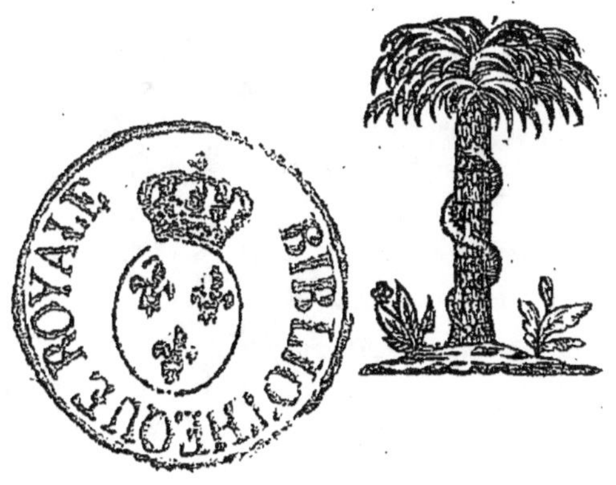

A PARIS,

CHEZ L'AUTEUR, QUAI SAINT-PAUL, N° 12.

1829.

PRÉFACE.

Dans l'Examen général des connaissances de la nature des maladies que j'ai publié en 1807, j'ai démontré, pour des esprits amis de l'impartialité, que le véritable caractère des maladies était ignoré, et que leur traitement était funeste; mais, comme ces esprits sont très-rares, et que les faits sont des argumens irrésistibles, j'ai jugé à propos de publier le présent Recueil.

Quoique les faits soient toujours les armes les plus puissantes en faveur de l'opinion que l'on émet, j'ai néanmoins fait un choix; je me suis attaché à décrire ceux qui peignent les maladies les plus graves ou regardées comme telles, afin qu'on puisse juger par les succès que j'obtiens dans ces cas, qu'il est facile d'être beaucoup plus heureux qu'on ne l'est dans les cas ordinaires, et que mon opinion est fondée. Voilà d'abord le parti que j'ai pris dans ce travail, et, pour ajouter à la force de ces preuves, je rapporte ensuite presque toujours l'histoire de malades dont la médecine, telle qu'on la pratique, avait désespéré de leur sort; tandis que je leur ai rendu la santé ou que j'ai fortement amélioré leur position, afin qu'on puisse encore mieux apprécier le danger des systèmes actuels et la supériorité de ma doctrine, partout assise sur les lois les plus simples de la nature.

Qu'on ne cherche pas de classification dans cet opuscule : il n'y en a pas; il ne devait pas y en avoir.

Qu'on ne me blâme pas non plus de ce que je n'ai pas indiqué les moyens curatifs; je serais sorti de mes principes. Si l'on avait à narrer comment on a extrait un grâvier d'un œil, après avoir décrit le mal, ne toucherait-on pas au ridicule? Partout l'organisme souffrant me paraît aussi simple dans son expression, et

alors pourquoi entrer dans des détails super-
flus? Hippocrate, après nous avoir appris que
chez les fiévreux le peau était aride, et que le
mal persistait tant que la sueur ne reparaissait
pas, n'eût-il pas été fastidieux si à chaque
fait il eût raconté quels étaient les moyens
curatifs qu'il mettait en usage? Si l'on doit s'é-
loigner de cette marche, ce n'est que dans un
traité général. Ensuite en commentant les faits
selon des principes naturels, j'en dis assez
pour celui qui connaît ces principes, pour qu'il
juge quels ont été mes remèdes ; et je serais
plus long que je serais encore inintelligible
pour celui qui les ignore. D'ailleurs, comme
je n'ai qu'un but, celui de prouver de plus en
plus que les théories médicales actuelles sont
fausses, et que les faits considérés dans toute
leur simplicité suffisent pour atteindre ce but,
tout autre détail m'a paru inutile.

La critique accueillera cet opuscule comme
mon examen : ceux qui en font leurs armes ha-
bituelles attaqueront tout, excepté les faits

qui prouvent contre eux ; mais tant qu'ils n'auront pas d'autres armes pour me réduire au silence, je puis avouer sans crainte qu'ils sont moins dangereux pour moi que pour leurs malades. Bien plus, aussi long-temps qu'ils ne publieront pas des succès pareils à ceux dont je donne, le premier, l'histoire, ou qu'ils fuiront le terrain sur lequel je les ai provoqués, terrain où je me charge d'obtenir en leur présence les mêmes succès, loin de les craindre, je les regarderai comme des infirmes que domine la seule vanité.

RECUEIL
D'OBSERVATIONS MÉDICALES.

CHAPITRE PREMIER.

DES FIÈVRES ET DE LEURS COMPLICATIONS.

ARTICLE PREMIER.

Fièvres.

1re *observation.* Au mois de juin 1819, Lagneau fils, de Villers-sur-Fère, jeune homme d'une forte constitution, fut pris de la fièvre. Avant que le mal parut, il avait fatigué beaucoup, et s'était endormi, pendant plusieurs heures, dans une prairie humide. Son réveil eut lieu par un violent frisson; il passa le reste du jour et de la nuit à user de quelques sudorifiques; mais le mal marcha rapidement, et le lendemain, à ma première visite, la chaleur animale était vive, la peau très-aride, les urines nulles, le pouls dur et fréquent, la surdité complète, les yeux renversés, le coma et l'inertie musculaire à leur plus haut degré.

Ne reconnaître qu'une gastrite intense fut mon opinion, et ne la combattre que par des bains froids continuels, des épithèmes froids appliqués sur la tête, des saignées générales, de grandes applications

I

de sangsues, etc., fut toute ma pratique pendant deux jours et demi. Dans ce court espace de temps, chaque moment vit empirer le mal, à chaque moment je redoublai de zèle pour l'emploi de ces remèdes et le malade mourut.

2e *observation.* Près de Villers-Coterets, madame Lahai, mère, âgée de quarante-cinq ans, demeurant chez sa fille, femme du cultivateur de la ferme de Fleury, me fit appeler dans le courant de l'hiver 1821. Elle souffrait d'une fièvre contre laquelle on avait employé les purgatifs, les toniques et les calmans pendant l'espace de vingt jours. Quand je l'observai la première fois, le mal avait le caractère qui suit :

La chaleur était brûlante, la langue aride, les urines rares, la soif vive, le pouls dur et fréquent, les yeux animés, la douleur frontale violente, l'insomnie continuelle, et le délire existait pendant la nuit.

La diète absolue, la limonade, une saignée générale et des sangsues furent mises en usage. Dès le premier jour, ces remèdes produisirent un mieux très-sensible et la cessation complète de la fièvre le troisième pendant quinze heures. Tel fut mon début ; l'accès reparaît, et les sangsues et les bains froids suspendent tout symptôme fébrile pendant vingt-quatre heures ; je traite de même le troisième accès, le mal disparaît deux jours entiers, et au moment où je crois à la guérison, la fièvre revient pour la quatrième fois et se caractérise par un froid glacial, un pouls petit mais régulier, le coma et un état tétanique général.

D'après la théorie que j'avais apprise au Val-de-Grâce, la phlogose me paraît extrême ; je prodigue encore les sangsues, les bains froids, etc., et la nuit du même jour, la malade succomba. On attribuait la cause de cette maladie à un refroidissement.

3e *observation*. Draveny est une grande commune près de Fère; elle est située sur le revers d'une montagne et exposée aux vents du nord. Le premier malade, pour lequel je fus appelé dans ce pays, portait le nom de Descot, âgé d'une trentaine d'années; il était d'un tempérament atrabilaire. La nature ne distribue pas en partage toutes les qualités; mais, si l'homme, qui est le sujet de cette observation, ne reçut pas des traits physiques heureux, je dirai qu'il fut doué de cette douceur qui captive tous les esprits, et de cette probité qui ne trouve de plaisir à être mise à l'épreuve que pour mieux faire ressortir sa force.

Ce fut pendant la saison d'hiver que je vis pour la première fois ce malade. Il était brûlant, la peau aride, la langue très-pâteuse, les narines sèches, la figure rouge et très-animée, le délire extrême; on ne pouvait le contenir dans son lit.

Des affections morales anciennes et surtout un refroidissement pendant une sueur qu'avait provoquée un voyage à pied, étaient les causes auxquelles on faisait remonter la maladie. Un chirurgien le traitait depuis onze jours; brounien servile, il avait prescrit des amers, des pilules stimulantes et une médecine.

Je mis en pratique le traitement tomasinien : à cette époque, je n'en connaissais pas d'autres pour les fièvres. Une première saignée suspendit le mal complètement pendant douze heures, et ce temps écoulé, la fièvre reparut. Une seconde saignée l'arrêta de même pendant vingt-quatre heures. Elle reparut encore, et le même moyen curatif devient l'arme puissante qui semble, pendant deux jours entiers, l'avoir détruite entièrement, lorsqu'elle ressaisit pour la quatrième fois le malade, et rend la mort imminente. En voici le tableau : le malade a un teint livide, son pouls est parfois insensible, il ne sent plus la lumière, n'entend aucun son, tous ses membres sont dans une roideur extrême, il est impossible de séparer les deux mâchoires, les yeux, à demi-ouverts, sont renversés dans leur orbite, la tête est alternativement portée sur la poitrine, et éloignée de cette cavité par une espèce de mouvement mécanique, et si l'on promène la main sur le moribond, elle ne rapporte à l'âme que l'impression d'un froid presque glacial.

La saignée m'avait réussi dans les autres accès; dès mon arrivée, j'y eus recours; j'obtins à peine deux onces de sang, et le mal s'accrut.

Tourmenté par la pitié qu'inspire un mourant, et bourrelé par cette conscience dont la force donne toujours plus de savoir que tous les maîtres quand on l'écoute dans toute sa simplicité, je ne me rappelle plus que les deux premières victimes dont j'ai donné l'histoire, et après un instant, passé dans cette espèce de perplexité, m'élevant tout à coup au-dessus de l'empire du maître, je m'abandonne aux idées que je caressais déjà en théorie : dans un cas aussi désespéré, je fais stimuler avec violence l'appareil organique où la maladie me paraît avoir son siége, je brave l'horreur que ce moyen pouvait inspirer aux parens, et au même instant tout prend un nouvel aspect, la vie semble pour ainsi dire reparaître, la teinte violacée

(5)

pâlit, les convulsions sont moins fortes, on commence à sentir le pouls, et en moins d'une heure j'ai redonné, pour ainsi dire, l'existence à cet être si intéressant, et avec elle la santé.

Ce fut le premier cas de fièvre où je commençai à renoncer entièrement à la médecine tomasinienne ou broussaisienne. C'était un peu tard sans doute, mais *errare humanum est.*

4° *observation.* Il existe dans le département de l'Aisne une commune appelée le Grand-Rosoy. Elle est située sur le penchant de deux collines, mais surtout dans la vallée qui les sépare. Cet endroit est humide. Là vivait la jeune Lebosseur, âgée d'une vingtaine d'années, et douée d'une forte constitution physique. Elle fut atteinte de la fièvre dans le mois de février 1823. L'on rapportait la cause du mal à un refroidissement général pendant qu'elle était en transpiration. Quoiqu'elle n'éprouvât ni vomissemens, ni douleurs épigastriques, le chirurgien qui fut d'abord appelé ne la vit affectée que d'une gastrite. Comme bien d'autres, il suivait la mode qui existait alors en médecine dans toute sa force. Deux saignées générales, plus de cent cinquante sangsues, une diète absolue, l'eau de gomme acidulée, les bains presque froids, des épithèmes émolliens et les sinapismes furent l'ensemble du traitement qui dura pendant trente-quatre jours. Ce traitement eut la grande approbation d'un docteur renommé dans les environs, et qui tout à coup était passé du brounisme au système du jour. Le mal devint terrible et fut jugé mortel. Voici quels en étaient les symptômes le trente-cinquième jour. Les extrémités étaient privées d'une

grande partie de leur chaleur naturelle, la peau entièrement aride, la langue sèche comme du parchemin, l'extérieur avait un aspect terreux, la muqueuse
buccale était noire comme de la suie, la maigreur extrême, l'excavation des joues profonde, les soupirs
fréquens, le délire continuel, les soubresauts des tendons très-prononcés, la langue tremblante, et le
coucher en supination, position que la malade conservait depuis trois semaines.

Je visitai cette jeune fille le matin à neuf heures. Remontant à la nature du mal, j'ordonnai la médication
qu'il exigeait, et avant midi elle était très-sensiblement mieux, le délire avait cessé, et le soir, à sept
heures du même jour, elle parcourait son premier
degré de convalescence. Je ne fus ni brounien, ni
tomasinien, dans ces circonstances, pour obtenir ce
succès. La nuit fut calme, on suivit le même traitement; le lendemain, la convalescence fut plus
forte, et en trois jours la malade n'eut plus besoin
de moi.

Je la visitai conjointement avec un autre docteur, et j'annonçai d'avance le succès que j'allais
obtenir.

5e *observation*. Rue Faubourg-Montmartre, n° 3, à
Paris, demeure un homme dont le nom est Saint-Aubin; il est âgé d'une quarantaine d'années et doué d'un
tempérament éminemment sanguin. Il tomba malade
dans le courant de l'année 1827. Tous les symptômes
de ce qu'on nomme une fièvre inflammatoire, frissons, lassitudes générales, chaleur vive, peau sèche,
respiration large et accélérée, et douleurs frontales
continues, caractérisent sa maladie dont il faisait re-

monter la cause à un refroidissement éprouvé après
une longue course. Cet état dure deux jours dans
toute sa simplicité, et se complique ensuite d'un dé-
voiement qui donne plusieurs selles et allége sensiblement le mal général. Huit jours s'écoulent dans
un état non alarmant ; ce temps expiré, le dévoie-
ment diminue, le délire est sensible ; le lendemain, il
est presque continuel, on peut à peine contenir le
malade dans son lit, et le pouls est concentré et si
rapide, qu'il est presque impossible d'en suivre les
battemens. Pour combattre le mal, une saignée générale est pratiquée le matin ; le soir du même jour, je
la réitère encore ; je continue l'usage des autres remèdes, et le lendemain, le devoiement a cessé, le délire est à peine moindre, et les pulsations sont plus
faciles à compter. Sur la fin du second jour, pas d'a-
mélioration, et saignée générale sans rien changer
au reste du traitement. Même état le troisième jour,
et application des sangsues derrière les oreilles sans
obtenir un mieux sensible. Les quatrième, cinquième
et sixième jours, on n'a recours à aucune évacuation
sanguine, et le mal diminue à peine. La famille est
alarmée, et, le septième jour, on me propose de me
mettre en consultation avec un autre médecin.
Voici le résultat de notre réunion : au moment
où j'entre dans la chambre du malade, je trouve
mon confrère qui avait déjà étudié la maladie ; il
était assis, les jambes croisées et la tête appuyée sur
l'une de ses mains ; il avait l'attitude d'un homme
livré à une profonde réflexion. Après les saluta-
tions d'usage, j'émis l'opinion que le malade était
affecté de la fièvre avec exaltation de la sensibilité

cérébrale. Il ne peut comprendre mon langage quoiqu'il fût un élève des bruniens; pour être à la hauteur des lumières du jour, il adoptait celles qui régnaient, et son opinion fut que le malade était atteint
d'une phlogose épouvantable des gros intestins, qui
produisait par sympathie tous les symptômes que l'on
observait dans les appareils. Il était, comme on voit,
du nombre de ces médecins qui ont réduit la médecine
à un seul chapitre. Une saignée générale d'abord,
ensuite de fortes applications de sangsues à l'anus et
derrière les oreilles, des corps réfrigérens sur la tête
et l'abdomen, l'usage des boissons acidules gommées
froides, et enfin deux larges sinapismes aux cuisses.
c'étaient, selon lui, les remèdes auxquels il fallait
promptement recourir pour éviter la mort. Après
avoir entendu cette opinion, je ne pouvais m'imaginer
qu'on peut prendre un air si doctoral pour débiter
des bévues pareilles, à moins qu'on ne voulût en imposer à ses malades, et m'emparant à mon tour de la
parole, je lui soutins qu'il n'existait pas de phlegmasie dans le cas qui se présentait; que s'il savait ce que
c'était qu'une phlogose, il n'émettrait pas des idées
pareilles; qu'il donnait la preuve matérielle, par cette
opinion, qu'il était étranger à toute idée physiologique de l'organisme malade, qu'il était systématique
et rien de plus; que je le défiais de mettre son opinion d'accord avec l'analyse exacte des symptômes;
que les corps froids ne feraient qu'agir dans le sens de
la cause première; que la saignée avait été assez répétée pour ne pas douter qu'elle ne fût maintenant
des plus funestes; qu'on pouvait tout au plus recourir
à une dizaine de sangsues, attendu le degré de force

(9)

du malade, ainsi que je l'avais déjà proposé aux parens; que les sinapismes ne feraient qu'accroître le mal par l'irritation qu'ils porteraient sur le siége primitif du mal, et ensuite sur le cerveau; que, dans tous les cas, on devait maintenant attribuer tous les symptômes à la débilité organique produite par le traitement que j'avais suivi, et que, loin de vouloir encore exténuer le malade, on devait recourir à des alimens, comme le seul moyen de faire cesser les symptômes. Je ne puis peindre l'état d'étonnement que mon confrère le systématique exprima en entendant cette dernière opinion, et il me demanda si je soutiendrais bien cette opinion devant la faculté. Comme devant vous, lui répondis-je, car l'une ne me paraît pas plus dangereuse que l'autre, et d'ailleurs l'école n'est pas un composé de membres si sublimes, qu'on ne puisse lui dire quelques vérités qu'elle redoute, sans craindre son courroux; et au besoin, en en appelant contre vous et elle à un juge plus infaillible, à l'analyse des cris de la douleur, votre défi n'aurait rien qui m'effrayât. Cette consultation finit comme tant d'autres, et mon docte confrère me quitta en menaçant d'une mort certaine le malade, s'il n'était rigoureusement écouté; et son accent était réellement effrayant pour les assistans.

Que fera la famille? Comme j'avais obtenu plusieurs succès dans son sein, j'inspirai sans doute un peu plus de confiance, et l'on prit le parti de suivre mon avis. Huit sangsues furent donc appliquées, et sans rien changer d'ailleurs aux remèdes ordinaires que le malade prenait depuis deux jours. Je quittai à mon tour le malade, et je revins trois

heures environ après ; quoique toutes les sangsues
n'eussent pas agi, l'effet des autres avait été peu prononcé, et le malade était exactement dans le même
état qu'avant ce dernier remède, toujours agité et
délirant presque continuellement. Une remarque à
faire, c'est qu'il avait ce qu'on pourrait appeler
le délire d'imitation ; il faisait tout ce qu'il voyait
faire ; si l'on était sérieux, il prenait un ton sombre ;
riait-on, il devenait d'une gaieté folle ; et la domes-
tique faisait-elle un lit en sa présence, vite il quittait le sien pour le faire à son tour.

On a vu quelle était mon opinion ; il ne me restait
qu'un regret, c'était d'avoir eu recours aux sangsues,
et j'ordonnai vingt cuillerées de panade et l'eau
panée pour tisane. Je quittai le malade, et trois
heures après on vint me prier de courir bien vite
chez M. Saint-Aubin, qui avait profité d'un moment où il était seul, pendant que la soupe destinée
à la famille était sur la table, et en avait mangé une
bonne assiettée, ce qui faisait craindre qu'il mou-
rût d'indigestion. Je n'étais pas fâché de l'accident ;
j'arrivai deux heures environ après cet acte de délire ; je trouvai le malade plus tranquille, bien moins
agité que le matin ; un mieux manifeste me frappa
ainsi que tout le monde. Je me mis à rire de l'aven-
ture : la nuit se passa assez bien ; le lendemain, il resta
à peine quelques traces de délire, que les alimens que
je prescrivis avec d'autres moyens curatifs dissipèrent
entièrement le même jour, et le malade fut bientôt
revenu à la santé.

Ce fait parle de lui-même, et l'on voit que les
tomasiniens n'ont pas seulement des idées fausses

de la nature des maladies, mais que, par leurs systèmes, l'on doit faire une foule de victimes ; opinion que d'autres faits renforceront bientôt.

Au reste, des faits de cette espèce sont communs, et depuis que je suis à Lille, on m'a assuré qu'un fiévreux, que traitait un humble imitateur du Sangrado moderne, périssait par les saignées et la diète dont il l'accablait ; que, dans son délire, il s'était emparé du cataplasme qu'il avait sur l'épigastre, qu'il l'avait mangé, que le délire avait cessé, et que ses parens, ayant reconnu la cause de cette amélioration, avait congédié l'homme aux sangsues.

6ᵉ *observation*. Passage de l'Opéra, escalier H, à Paris, logeait au troisième le nommé Cauvin, garçon limonadier. Ce jeune homme était natif des environs de Caen, et comme les habitans de cette contrée, il avait le système osseux prédominant sur tous les autres. Il était âgé de dix-huit ans et n'était que depuis quelques mois à Paris où il éprouvait beaucoup d'ennui. Il était accablé de fatigue, passait la plus grande partie des nuits sans dormir, et sa nourriture était beaucoup plus succulente que celle dont il usait dans sa famille. Il éprouva la fièvre au mois d'octobre 1828, maladie qui fut jugée comme peu violente par le médecin de la maison où il servait. Dans son traitement, la saignée générale, des sangsues, un faible purgatif, des bains tièdes et, quand on voyait le malade très-faible, quelques alimens furent les remèdes mis en pratique. Le malade, malgré l'avis de son docteur, vit tous les jours sa position devenir plus grave, et vers le quarante-cinquième, sa maladie fut regardée comme mortelle. Une dame, qui me connaissait, avait engagé le

frère du malade à me faire appeler, parce qu'ayant eu
occasion de voir ce dernier, j'avais assuré que, lorsqu'il serait mourant, je me chargerais de le rendre encore à la santé. Ce frère fit quelques difficultés, attendu
que le médecin de son frère était celui de l'établisse-
ment où il servait, et qu'il avait été celui d'une *reine*,
dont le nom n'est pas présent à ma mémoire. Cet
homme jugeait qu'à la cour on avait plus de sagacité
qu'ailleurs pour distinguer le génie, tandis que le fa-
meux Valpole, qui mieux que tout autre connaissait
l'air de ces pays, assurait que si l'on savait ce qui s'y
passe, on ne serait pas étonné de voir le cheval d'un
roi être son premier médecin. Quoi qu'il en soit, après
qu'on se fût bien assuré que l'honneur du docteur et
des ci-devant majestés n'était pas compromis, et
qu'il n'espérait plus rien du moribond, l'honneur me
fut réservé de le guérir. Voici son état le premier
jour : calorification légèrement développée, peau entièrement aride, urines supprimées presque entièrement depuis plusieurs jours, selles nulles, peau terreuse, langue couleur de cinabre, pouls filiforme et
très-fréquent, yeux à demi ouverts, surdité complète par momens et toujours très-prononcée, délire
tranquille, mais continuel, soubresauts des tendons.

Le malade était atteint d'une fièvre putride des plus
graves, selon les partisans de Pinel, et d'une gastrite
épouvantable, selon les tomasiniens. Il fut soumis
au traitement subordonné aux principes indiqués
dans mon examen. Le second jour, il éprouva un
mieux sensible, la langue était humide, et le troisième, il survint un frisson violent accompagné d'une
sueur froide générale. Au moment où je redoutais

la mort, j'ai recours au moyen le plus capable de
rappeler la calorification ; cet état si alarmant cesse
entièrement après trois heures de durée, et fait place
à ce qu'on nomme la période de chaleur dans les fièvres intermittentes, période qui diminue bientôt elle-
même pour passer en quelque sorte à l'état naturel.
Cette amélioration continue pendant vingt-quatre
heures ; le cinquième jour, tout annonce la convalescence ; la chaleur est douce, la langue humide, la couleur de la peau a repris sa teinte naturelle, la surdité est
bien moindre, le délire a fait place à la raison, et alors
je prescrivis quelques alimens au malade. A compter
de ce moment, le mieux qu'on avait obtenu s'accrut
rapidement, et le huitième jour, le malade, en pleine
convalescence, se promenait dans sa chambre.

Une remarque à faire, c'est qu'aussitôt qu'il fut
hors de délire, il éprouva, pendant près de quinze
jours, une douleur presque vive toutes les fois qu'il
urinait, et pendant plusieurs semaines la plante des
pieds fut si sensible, qu'il n'osait se livrer au plus
faible exercice.

Ce jeune homme avait été soumis à tous les moyens
curatifs employés par les éclectiques et les tomasiniens, et beaucoup de médecins tiennent cette conduite, espérant par elle obtenir plus de succès ; mais
le revers que je signale et bien d'autres que je citerai,
que prouvent-ils ? rien autre chose, sinon que la médecine est ce que je l'ai démontrée dans mon examen,
un ensemble de contradictions rebutantes.

7ᵉ *observation.* Dans les mêmes passages de l'O-
péra, habitait aussi, à la même époque que le malade
précédent, madame Bianchi, marchande. Cette dame,

âgée d'une trentaine d'années, douée d'une constitution physique ordinaire, mais sanguine et très-irritable, éprouva ce qu'on nomme fièvre inflammatoire, compliquée de douleurs articulaires très-vives, avec tuméfaction des poignets, des coudes et des genoux. La malade ne pouvait se livrer au moindre mouvement sans souffrir horriblement. Elle faisait remonter la cause de sa maladie à de grandes fatigues, à des peines morales, à l'air impur des passages et aux courans d'air froid qui y règnent toujours.

Elle se confie à un médecin qui, sans doute, méritait aussi une grande confiance, car il avait été médecin de l'ex-roi de Rome, et sans doute par le même mérite que son parent, M. Desormaux est arrivé au titre de professeur à la faculté. Quoi qu'il en soit, le docteur qui hantait les palais, ordonna de soutenir les forces par quelques bouillons gras et de l'eau rougie, fit administrer une tisane légère et laxative, envelopper les membres de taffetas gommé, etc. Comme la malade était faible, il redoutait, disait-il, les saignées. On suit ce traitement pendant une semaine, la maladie fait des progrès alarmans, et à cette époque je deviens le médecin de la malade.

Voici son état : chaleur brûlante, peau aride, muqueuse buccale entièrement sèche, urines rares, pouls dur et très-fréquent, délire nocturne et impossibilité de livrer ses membres au moindre mouvement, dont les articulations sont toutes extrêmement gonflées. Tels étaient les symptômes. J'appliquai à cette malade le traitement que j'ai développé dans mes cours et dont j'ai publié les principes. Le même jour, j'obtins un mieux sensible;

cette amélioration augmenta pendant trois jours; mais le médecin, qui la traitait auparavant, avait un penchant décidé pour les alimens : il rendit visite à sa malade *en qualité d'ami*, et elle lui parut si *épuisée*, qu'il lui conseilla fort et ferme des toniques. En revenant faire ma visite, je me plains et je quitte la malade pendant trois jours. Pendant ce temps, la maladie s'aggrave; je reviens, et mes moyens ramènent encore une grande amélioration. Mais l'officieux docteur brounien reparut encore, toujours pour le même prétexte, et seul il triompha; d'ailleurs, un médecin ci-devant impérial est *de haute taille*. Selon lui, jusqu'ici j'ai bien fait en partie, mais il est temps, plus que temps de revenir aux toniques; et pour suppléer à mes erreurs, on supplie son ancienne cliente de prendre quelques alimens. Je renonce à toute visite ; elle tombe dans l'état le plus grave, et alors je fus encore prié de lui donner mes soins. Quel parti prendre? Dans d'autres circonstances, j'aurais pu avec raison rejeter de pareilles prières ; mais, ne pensant plus qu'à l'infortune, je revins encore porter des secours à la malade, dont voici les symptômes : la chaleur animale était vive et âcre au toucher ; la peau aride, la langue si âpre au toucher qu'elle imprimait aux doigts une impression semblable à celle que font naître des corps durs, secs et en pointe ; les urines étaient ternes, la peau terreuse, la langue entièrement noire, une toux sèche se faisait entendre par intervalle, le délire était continuel, les paroles incohérentes, le rire sardonique, les soubresauts des tendons très-fréquents, la prostration complète, la

poitrine couverte de pétéchies noirâtres et d'une éruption miliaire s'étendant aussi sur le cou, la figure et
les bras, éruption dont quelques pustules étaient encore rouges et les autres remplies d'une eau roussâtre.

Le médecin impérial n'était pas, comme on voit,
un grand Esculape. J'eus recours au traitement que je
jugeai convenable, mais inutilement; et en vain, pendant six jours, je pratiquai deux faibles saignées et
je mis en usage les corps qui agissent sur les exhalans et les sécréteurs, la malade ne présenta d'autre
changement, sinon qu'il se forma sur la poitrine des
phlyctènes très-vastes. L'économie avait sa trame
fortement altérée, et, pour changer cet état, j'appelai
au secours de la malade de faibles alimens. Je fis agir
en même temps les organes qui décomposent le sang;
cette sécheresse de la langue, le délire et le rire sardonique disparurent insensiblement, et la malade
arriva à une convalescence, longue il est vrai, mais
à laquelle succéda entièrement la santé.

Une observation importante à faire, c'est que la
malade n'éprouva un mieux sensible que du moment
que la peau, que couvraient les phlyctènes, fut
bien rouge. L'épiderme de la langue et de la
bouche se détacha entièrement, ainsi que celui de
toute la peau. On le soulevait par plaques très-spa-
cieuses, et chacune d'elles présentait le caractère
physique qui distingue cette membrane. Je ne pas-
serai pas non plus sous silence que toutes les fois
que, pour obéir à l'influence médicale du jour, l'une
de ses amies, à laquelle cette mode plaisait, se permit
de lui offrir l'eau pure et froide, la malade parut
constamment dans un état plus grave. Cette expé-

rience fut faite trois fois, et elle offrit toujours le même résultat.

8° observation. En 1825, rue Lepelletier, n°. 17, à Paris, en face l'Opéra, demeurait M. Fromont, bijoutier. Ce monsieur était père d'un enfant de quatorze mois, doué d'une forte constitution et encore à la mamelle. Dans le courant de l'hiver de cette année, cet enfant éprouva une légère fièvre, maladie que tous les médecins actuels appellent *gastrite*. Le père consulta un médecin qui ne vit donc que cette dernière maladie, à laquelle on ne pouvait assigner aucune cause connue. Elle lui parut très-légère. Il se borna le premier, le second et le troisième jour, à une diète absolue, à la privation du sein de la mère, à l'eau de gomme acidulée et à des épithèmes émolliens sur la région épigastrique. Le mal fit de rapides progrès; on appliqua trois sangsues le quatrième jour, et le mal augmenta encore. Le cinquième jour, on ordonné cinq sangsues sur l'abdomen; le sang coule à peine et l'enfant éprouve des convulsions, il est mourant. Quelques momens après, son médecin accourt, et après avoir bien étudié encore la maladie, il déclare le mal sans remède. Ce médecin, qui ne jurait que par les sangsues, sort, et après cette cruelle nouvelle, la mère fuit à son tour le berceau de son enfant, descend dans sa boutique, fait entendre des gémissemens. Sa voisine, madame Gautier, lui conseille de m'appeler. On court chez moi, et je vole chez le moribond dont voici le tableau : les extrémités sont froides, la peau et les lèvres d'une pâleur très-prononcée, mais légèrement livides, le pouls filiforme, intermittent, et la prostration générale complète; l'enfant ne fait entendre aucun cri, et l'abdomen est couvert du sang que font perdre cinq grosses sangsues qui s'y trouvent fixées.

Tel est le malade; je reconnais l'erreur habituelle que je signale depuis des années, je ne vois qu'un enfant mourant de faim; je provoque aussitôt la chute des sangsues, j'arrête le sang instantanément, et à peine cette opération est terminée, que je fais tomber dans la bouche du moribond une faible quantité de sirop de gomme que je trouve sous ma main. Je réitère la même dose plusieurs fois dans quelques momens, et la vie, qui s'éteignait, semble enfin se ranimer dans l'espace de quelques heures. Le soir du même jour, je remplace le sirop par un lait de poule; les forces s'accroissent, et la nuit est calme. Le second jour, je fis prendre le sein de la mère et quelques cuillerées de panade très-claire, et le troisième, le sourire, qui se montra sur les lèvres d'un être où quarante-huit heures auparavant se peignaient les traits de la mort, me dit enfin que la convalescence était arrivée, et, à compter de ce jour, il marcha vers la santé.

9ᵉ *observation*. M. Derengère, plombier, demeure rue de Charenton, nº 22, à Paris. Ce monsieur est père d'un enfant très-robuste, qui, au mois d'octobre 1827, fut atteint de la fièvre. On appelle un médecin, qui ne voit qu'une gastrite dans cette maladie; il ordonne le traitement reçu de nos jours, et qui se compose de sangsues, de tisanes rafraîchissantes, de bains froids et de la diète. Il persévère dans l'usage de ces remèdes pendant près d'un mois, et à sa dernière visite, il avance qu'on ne peut espérer conserver les jours de la petite malade, qu'autant qu'on saura se résoudre à appliquer encore les sangsues que les parens repoussent. Ce parti pris, on en prend encore un autre, celui de recourir à un autre médecin, et le hasard veut que ce soit moi. Voici l'état de cet enfant : peau couleur de cire, pouls filiforme et fréquent, point de soif ni d'appétit, toux sèche et fréquente, langue sèche, mais plus colorée sur les bords, lèvres d'une pâleur extrême, maigreur portée à son plus haut période, yeux mourans, gémissemens sourds aussitôt qu'elle n'est pas promenée par sa mère; elle semble avoir perdu toute contractilité musculaire, ses bras et ses jambes sont pendans et livrés à leur propre poids aussitôt qu'ils ne sont pas sur un point d'appui; l'on croirait que les propriétés physiques dominent déjà sur les propriétés vitales.

Telle était la position de cet enfant, où l'on ne reconnaissait qu'une gastrite intense, malgré qu'il ne se fût jamais plaint ni de vomissemens, ni de douleurs épigastriques. C'était, comme on voit, à quelque chose près, la même erreur que dans le cas précédent; seulement la fièvre était en partie due encore à la cause secondaire, au lieu de dépendre entièrement de la faim. Partant de cette idée, j'enlève d'abord la cause secondaire par le remède qu'exigeait le mal; le même jour, j'administre des alimens appropriés à la faiblesse organique, sans discontinuer les autres remèdes, et par cette médication, je ramène en vingt-quatre heures le moribond à un mieux très-sensible, et à la santé dans l'espace de peu de jours.

10ᵉ *observation*. Je viens d'énumérer des faits qui prouvent que tout système, quel qu'il soit, est dangereux; je vais ajouter à ces preuves par d'autres faits plus importans encore, et mademoiselle Belval cadette, âgée de dix-huit ans, demeurant à Oulchi-le-Château (département de l'Aisne), sera l'une de ces preuves. Cette demoiselle, dont la constitution physique est d'une force ordinaire, mais avec prédominance des capillaires à fluide blanc, éprouva la fièvre dans le courant de l'hiver 1821. Le système tomasinien était alors généralement répandu dans cette contrée, et la malade que je viens de nommer en subit les épreuves par les soins d'un officier de santé d'abord, et ensuite par les soins d'un docteur en médecine. Cette maladie était attribuée à un refroidissement. Dans son origine, elle parut peu grave aux médecins, et après cinquante jours de traitement, où l'on mit en usage force sangsues, les bains froids, les épithèmes émolliens sur l'épigastre, et l'eau de gomme acidulée en quantité ordinaire, le mal, élevé à son plus haut période, présentait le tableau suivant : les extrémités et la figure étaient froides, la peau aussi aride que du parchemin, une hémorrhagie ictérine très-faible paraissait, une pâleur semblable à celle d'un cadavre était répandue sur l'économie, le pouls était lent, filiforme avec intermittence très-prononcée, le hoquet se faisait parfois entendre, la déglutition était impossible, les tisanes, arrivant dans la bouche, ressortaient lentement par l'angle droit de la commissure des lèvres, à cause que la tête de la malade était penchée de ce côté; la surdité était prononcée, les yeux ternes, l'intelli-

gence annulée, la prostration des plus complètes; on
n'osait changer les draps du lit, crainte que, dans les
mouvemens que l'on causerait, la malade n'expirât;
et la peau était parsemée de loin en loin de pustules
lenticulaires remplies de pus.

Cette malade examinée, ma première pensée est
qu'elle ne présente aucune ressource. Je reste un
moment dans cette opinion; mais ensuite ayant réfléchi sur son âge, aux ressources immenses que présentait un cas pareil, produit par le traitement
que l'on avait suivi et non par la cause morbifique;
que la cause actuelle et principale du mal pouvait
être, presqu'à coup sûr, diminuée, et que, si l'on obtenait ce résultat, la guérison était certaine, je change
d'opinion, et après avoir blâmé, avec l'accent d'une
conscience que soulève la présence d'une victime, le
traitement suivi dans la maladie, j'ordonne ce que
réclamait cette malade agonisante.

Jusqu'ici on m'a vu prescrire un traitement différent, selon les cas, et trouver souvent la guérison
dans l'emploi des alimens; mais, puisque la malade
actuelle ne pouvait avaler aucun liquide, il est évident que ma règle étant d'obéir aux instincts, aux
besoins organiques, je ne prescrivis d'abord ni alimens, ni sangsues, etc., ce que l'on doit facilement
sentir, et cette conduite fut très-heureuse. La malade accusa un mieux sensible dans l'espace de deux
heures, et dans six heures ce mieux était étonnant.
Le médecin qui n'est que systématique s'écriera que
j'exagère; mais au lieu de se borner, sur la scène des
douleurs, à être nul ou dangereux, qu'il médite le
tableau que je viens de présenter, il ne sera plus

étonné, et je ne serai plus hyperbolique à ses yeux une fois qu'il l'aura compris.

Le mieux continua à faire de grands progrès : dans l'espace de trois jours, la malade arriva à une convalescence bien caractérisée ; et en sept jours elle mettait la tête aux croisées de son appartement, et publiait ainsi sa santé et la supériorité de ma doctrine.

11e *observation.* Fère-en-Tardenois, dans le département de l'Aisne, ainsi nommée parce que les céréales et les fruits y mûrissent bien moins rapidement que dans les pays environnans, à cause de l'espèce de plateau sur lequel elle est située, est une petite ville bien exposée ; dont les habitans ont un physique heureux et une intelligence en général très-développée. C'est parmi eux que je recueillis, en 1819, le fait suivant. La jeune veuve Rincelin avait ses deux enfans malades : l'un, âgé de deux ans, souffrait d'une fièvre inflammatoire violente ; et l'autre, du sexe féminin et âgé de trois ans, atteint aussi de la fièvre, était expirant. C'est pour le dernier malade que je fus appelé, à l'époque du mois de mars. Voici quel était son état : l'enfant venait de cesser de respirer, son cœur ne battait plus, mais ses traits étaient peu altérés, et la chaleur animale encore développée. Le voyant étendu sur un lit, et dans l'état ci-dessus, mon idée fut que tout remède était inutile, lorsque, par un motif qu'il serait trop long de détailler, j'emploie des moyens, mais nullement dans le but de rappeler la santé. Cet enfant, d'une constitution très-forte, n'était malade que depuis huit jours ; on lui avait administré des vomitifs, à plusieurs reprises, pendant une fièvre inflammatoire des plus dévelop-

pées. Il mourait non épuisé, mais accablé par le mal;
et dans ces circonstances, j'ordonnai instantanément
six sangsues. Ces reptiles ne mordirent qu'avec
beaucoup de peine; mais enfin ils se fixèrent, et
pendant leur action arrivèrent les moyens curatifs que j'avais mis en usage pour M. Descot. Je
dois dire qu'on avait tant fait attendre ces derniers,
que, n'espérant plus réussir, je m'éloignais de la
malade, lorsqu'ayant rencontré la personne qui
les portait, je rentrai pour en faire l'épreuve. Il
est à observer aussi que les sangsues n'augmen-
tèrent pas de volume pendant ce temps, et que
leur chute ne donna pas lieu à un écoulement de
sang. Aussitôt ces moyens curatifs derniers arrivés, je m'en sers avec force, et ils agissent à peine,
que l'on remarque un frémissement général dans cet
être qui était, quelques minutes auparavant, un cadavre pour les assistans et les autres médecins. Aussitôt que ces signes de vie se manifestent, d'autres
bien plus frappans les suivent, l'enfant s'assied sur
son lit, ses yeux s'ouvrent, leur opacité vitreuse
s'efface, son regard est celui de la surprise, la respiration, le pouls, chaque appareil organique revêt la vie;
la raison, si tardive à renaître, vient enfin ajouter
à ce tableau presque merveilleux, et cet être, un
moment effacé du rang de ses semblables, signale
son retour à l'existence par l'expression de l'amour,
et sur ses lèvres voltigent des baisers pour sa mère.

Tel fut le succès que j'obtins dans l'espace de trois
quarts d'heure environ, et toujours par l'emploi continuel des stimulans extérieurs les plus terribles. Ce
mieux fut en augmentant pendant un jour et une

partie de la nuit; il fut même si fort dans l'espace de quelques heures, que la petite malade put digérer du raisin et des morceaux de sucre. Ce que je raconte eut lieu en présence d'un grand nombre de personnes très-respectables, et parmi elles se trouvait M. Levistre, ancien chef de bataillon. Mais j'ai dit que je n'espérais pas la guérison, et malheureusement ce que je faisais dans un but différent me donna un succès tel que, n'ayant pas su user du nouveau moyen que j'employais pour la première fois, parce que je manquais, d'expérience, j'épuisai les forces de l'organisme en ne cessant pas à propos son action pour le remplacer par d'autres : mon erreur ramena le mal d'une autre manière, et le lendemain au matin, le mieux obtenu, d'abord faiblement diminué vers huit heures du matin, diminua insensiblement jusqu'à une heure, fit alors de rapides progrès, les yeux perdirent leur brillant, l'intermittence du pouls se fit sentir, et l'enfant expira à six heures du soir.

Ce fait me restera toute la vie en mémoire, et me causera aussi des regrets; car il est positif pour ma conscience que, si à cette époque j'avais possédé une grande pratique des principes que je me suis créés, et qui m'ont conduit à tant de belles découvertes, j'aurais conservé la vie à cet être si intéressant, ce que prouveront d'ailleurs d'autres faits que je vais rapporter.

12° *observation.* Mademoiselle Chapelle, âgée de dix-huit ans, d'une constitution très-forte, demeurant chez sa mère, rue Saint-Martin, n°. 113, à Paris, et parente de madame Hébert, marchande épicière, rue Sainte-Croix de la Bretonnerie, à

Paris, fut prise de la fièvre dans le mois d'août 1824. Cette maladie eut pour cause une suppression des menstrues et de sueur par une averse reçue à cette époque, un jour que la malade revenait à pied de Saint-Cloud. Le médecin qui fut appelé ne vit dans cette affection morbide qu'une gastrite, et par conséquent il est presque inutile d'ajouter que, pendant la maladie, on n'eut recours qu'aux bains froids, aux sangsues, à la diète absolue, etc. J'ai rapporté des faits où ces moyens curatifs furent dangereux ; celui-ci fut encore de ce nombre, et appelé en consultation le trentième jour, je ne reconnus qu'une affection générale et primitive du système capillaire, et je fis ressortir tous les dangers de la médication actuelle. Deux médecins trouvèrent ce langage nouveau ; leur habitude d'être dans l'erreur leur fit soutenir l'erreur, et les parens ne s'en rapportant qu'à la pluralité des voix, mon opinion ne fut pas admise. Voilà ce qui résulta de cette discussion. On continua donc les applications de sangsues, l'usage des boissons acidules, et quatre jours après, la malade n'offrant plus aucun espoir au médecin, voici l'état où je l'observai : extrémités et figure froides, peau et langue arides, urines nulles, peau terreuse et livide d'une manière prononcée aux mains et aux extrémités inférieures, lèvres pâles, narines noirâtres, yeux vitreux, hoquet, pouls rare, intermittent, et se faisant à peine sentir bien au-dessous de l'articulation du radius, surdité absolue, vision presque éteinte, perte de toute connaissance, yeux presque fermés, nul mouvement, décubitus complet, et en un mot, agonie très-prononcée.

Ce fut dans ce moment où l'on n'espérait rien, que, grâce à l'estimable parente dont j'ai donné plus haut le nom, je fus appelé près de la mourante. Je mis en pratique mes principes, et, en moins d'une heure, la chaleur animale augmenta sensiblement, le pouls devint régulier, et la raison donna des preuves de son existence. J'ai écrit que, montre à la main, on pouvait, dans les fièvres, calculer le développement de la guérison, même dans les cas les plus graves, et cette malade et plusieurs autres, dont l'histoire est dans ce recueil, sont la preuve matérielle de ce que j'avance.

Une fois cette amélioration obtenue, je modifiai le traitement; le second jour, la malade fut soumise à une légère nourriture; le troisième, l'amélioration fut plus sensible; les quatrième et cinquième, plus forte encore; la digestion était régulière, la raison complète, et la malade pouvait se promener dans sa chambre. Le sixième, obligé moi-même de garder le lit, par suite d'un mal de tête intolérable dont j'étais atteint, je cessai de la visiter. Je regardais la malade comme presque hors de danger : un de mes confrères, que je chargeai de me remplacer, la visita, et, malgré la recommandation la plus formelle de n'agir que selon mes idées, le *genus irritabile medicorum* l'emporta; la malade éprouva une rechute, et dans trois jours, pendant lesquels elle reçut ses soins, elle succomba. Que fit-il? je l'ignore. Ce que je puis affirmer, c'est que j'étais dans l'impossibilité de me transporter auprès d'elle.

Voilà un fait incontestable. Le succès n'a pas été complet; mais j'observerai qu'il me suffit tel qu'il est, puisqu'il démontre que le système tomasinien ou broussaisien a fait une victime.

13e *observation.* Si l'on analysait bien les maladies, on placerait sur le même rang un grand nombre d'entre elles, que l'on croit essentiellement différentes, et de ce nombre se trouveraient celles qu'on nomme fièvre et anéantissement de la vie par le froid. Pour le prouver, supposons que dans la période du frisson, dans les fièvres, la calorification aille toujours en diminuant, et ce jusqu'au point où la mort arrive ; je le demande, aura-t-on un tableau différent de celui où un homme, ne pouvant résister au froid qui l'environne, succombe sous cette influence ? Non, sans doute, puisque, dans les deux circonstances, nous aurons toujours une extinction des fonctions de la calorification, et avec elle, celle des fonctions des autres appareils. Ces idées émises, je crois devoir rapporter le fait suivant.

En voyageant de nuit pendant le mois de janvier de l'année 1820, époque où l'hiver fut si rigoureux, je rencontrai, vers huit heures du soir, sur la route de Fère à Château-Thierri, un homme étendu sur la route et au pied de l'un des peupliers qui bordent cette dernière. C'était à vingt minutes de distance de la première ville. J'étais à cheval ; je mets aussitôt pied à terre, je m'approche de cet homme, je le touche ; ses extrémités et sa figure sont froides, et son pouls à peine sensible est le seul symptôme qui, dans ce moment, me prouve que cet homme, âgé de quarante ans environ, conserve encore une étincelle de vie. Je l'enveloppe avec mon manteau, je le quitte, je remonte à cheval, et je me rends vite à la ville pour chercher des secours. Arrivé, je prends aussitôt quatre hommes, des couvertures, et l'on amène une charrette. De retour près du malade, je ne trouve plus aucun signe de vie. Malgré cet état, on lui prodigue tous les secours qu'on lui destinait et on l'emporte bien abrité. Jusqu'ici, je ne trouve pas d'obstacle dans la pratique du bien ; mais une fois parvenus dans la ville, aucun aubergiste ne veut se charger d'un tel hôte, sous prétexte que c'est un mort. Pour lever tout obstacle, je me rends aussitôt garant pour lui, j'offre bonne récompense, et un nommé Lor, demeurant Grande-Rue, le reçoit. Tout obstacle levé, on s'empresse de l'enlever de la voiture, et, au moment où on le descend, une chandelle allumée approche de ses yeux ; ils sont insensibles ; son pouls ne bat plus, et chacun des spectateurs ne doute plus qu'il est mort.

J'avais résolu de tenter des remèdes, et l'on étend cet homme sur des couvertures placées devant un feu formé à la hâte avec des copeaux. Ainsi exposé au feu, on le couvrit à l'instant de linges chauds ; bientôt il fut arrosé par de l'eau élevée à plus de quarantedegrés de chaleur, et après plus d'une heure, passée dans la pratique de ces remèdes, il n'existe encore aucun signe de vie : les yeux sont insensibles, et le cœur ne donne aucun mouvement. Chaque moment passé, mes craintes redoublent ; il faut ranimer le peu de vie qui peut rester encore, et dès lors, m'emparant d'un moyen plus énergique, je le fais agir ; la pupille donne enfin des signes d'existence, et chacun des assistans se trouve témoin du spectacle le plus ravissant qui puisse frapper nos regards. En voici une idée incomplète : la chaleur animale est légère, le mouvement de la pupille sensible sous l'influence de la lumière d'une bougie, une glace exposée devant la face est à peine ternie par une vapeur fugitive ; quelques momens s'écoulent, et tous ces signes d'existence se développent de plus en plus, mais avec des caractères tellement propres à chacun d'eux, qu'il semble à l'observateur que chaque organe est totalement un être à part, indépendant de tout autre. Quelques momens s'écoulent encore, et le regard fixe est celui de l'étonnement ; on dirait que le malade cherche à raisonner ses impressions sans en avoir la force ; ses traits ont une teinte plus animée, la respiration devient sensible, le pouls n'est pas aussi effacé, les doigts se meuvent, les forces se développent de plus en plus, et cet homme, naguère regardé comme mort, reconnaît enfin le monde qui l'environne ; et par des circonstances singulières, il se trouve dans la maison d'un proche parent. Le nom de ce malade était Debargue ; il restait à Ville-Neuve-sur-Fère. Je fus secondé avec un zèle admirable par Lor et un menuisier appelé Brisemoitié.

Tels furent les résultats de mes premiers efforts ; et continuant à entourer le malade de tout ce qui pouvait convenir à son nouveau mode d'être, principes dont il ne faut jamais s'éloigner pour arriver à de grands succès, attendu que la maladie n'est que la vie souffrante, il fut en état, dans l'espace de trois jours, de revenir dans son pays.

Le souvenir de cet homme ne s'effacera jamais de ma mémoire par l'espèce de réveil que m'offrit successivement chaque organe. Qu'on s'imagine un cadavre dont chaque sens revient à la vie d'une manière lente, mais bien distincte, ou bien qu'on se représente la statue de Pygmalion recevant le feu de Prométhée, et alors, mais seulement alors, on se fera une idée de ce passage de la mort à la vie.

Comme l'ineptie broussaisienne ne voit partout qu'irritation, on ne manquera pas de blâmer mes succès; et, comme d'après le système qu'elle a créé, le froid est le remède à tous nos maux, qu'on juge du bien qu'elle eût fait dans ce cas; et, dans cette seule réflexion, voilà ma réponse à sa critique.

D'autres médecins n'auraient pas eu de succès dans les cas que je cite, à moins qu'ils ne fussent initiés à mes principes, et encore ne les auraient-ils peut-être pas obtenus, s'ils n'eussent été possesseurs du fait suivant, qui seul m'a toujours enhardi dans les cas désespérés; car les principes sont toujours incertains et peu étendus quand on ne possède pas des faits de toute espèce.

14e *observation.* Pendant l'hiver de 1816, je disséquais à la Pitié, avec les élèves Jolivet et Dubois, et un autre dont le nom n'est pas présent à ma mémoire; ce Dubois est aujourd'hui médecin à Paris. Nous avions retenu un cadavre dont le système musculaire était très-développé; c'était un sujet mort à l'Hôtel-Dieu, et que l'on avait transporté dans un tombereau à la Pitié. Pour des motifs que j'ignore, nous ne pûmes avoir ce cadavre à notre disposition que le troisième jour, parce que le chef des travaux anatomiques voulait

faire sur lui quelques observations auxquelles il re-
nonça. Ce cadavre fut donc pris et porté sur la table
de dissection. A cette époque là, je dirigeais pour ainsi
dire les élèves qui étaient avec moi. Nous devions
commencer par étudier les muscles du cou ; et après
leur avoir dit de commencer à les préparer, que j'allais sortir et rentrer dans un moment, je trouve à
mon retour que cette préparation était ébauchée, et
je leur observe que l'artère carotide primitive gauche, la seule qui fût encore à découvert, empêchait
de bien distinguer les rapports des organes, et qu'il
fallait l'inciser dans son milieu. Cette observation
faite, l'un des élèves saisit le bistouri, coupe d'un
seul coup l'artère, et à peine le sang coule, que tout
à coup ce fluide est renvoyé par six à sept saccades
différentes et bien distinctes : chacun de nous est
frappé de l'idée que ce malheureux, qui se trouvait
sous nos couteaux, n'était pas encore mort, et celui
qui avait incisé l'artère en éprouvait un regret cui-
sant, mais inutile.

Ce fait est positif, et si l'on réfléchit que le cadavre avait séjourné vingt-quatre heures à l'Hôtel-
Dieu, et trois jours dans l'amphithéâtre de la Pitié,
que, malgré ce temps si long, il existait une étincelle
de vie dans ce malheureux, on trouve dans ce fait une
preuve que la vie offre à la mort des résistances incalculables ; que dans les cas les plus désespérés, même
chez les êtres agonisans, on peut obtenir de brillans
succès, et très-souvent chez des individus qui, aux
yeux du médecin comme à ceux du peuple, étaient
censés ne plus exister.

15.e *observation.* Saponais est un village charmant à peu de distance de Fère-en-Tardenois. Dans l'été de 1820, j'y fus appelé pour porter les secours de la médecine à la dame Moreau. Cette femme, très-forte sous le rapport de la constitution physique, était mère d'un enfant de huit mois, qu'elle nourrissait. Voici l'histoire de ce cas morbide : un jour, elle sort de sa maison, la ferme à clef, et se rend à Fère pour assister à l'office divin. Elle revient ensuite à Saponais, entre chez elle; le berceau où elle a laissé son enfant est renversé; elle le retourne; l'enfant a la blancheur du cadavre; elle l'agite; aucun signe de vie ne paraît; il est mort, et la mère, presque anéantie, offre, deux heures après cette scène de deuil, l'état suivant : froid général, bouche très-pâteuse, suppression complète du lait, pâleur extrême et générale, saillies du corps prononcées, pouls à peine sensible et battant à peine trente fois par seconde, yeux mornes, voix mourante, intelligence presque anéantie, mais sans douleurs, décubitus général, et chairs d'une flaccidité extrême.

J'applique mes principes, j'obtiens un mieux à peine sensible le premier jour; je suis un peu plus heureux le second; le troisième, ce mieux augmente; enfin la malade arrive à la convalescence le sixième, et elle retrouve à la longue la santé. Mais d'où vient cette différence entre ce succès et l'autre de la même espèce qu'on nomme fièvre? car on ne niera pas, je pense, que l'on n'ait ici ce qu'on nomme adynamie ou gastrite intense. On ne peut résoudre cette question par les systèmes actuels; au contraire, que l'on remonte à l'état organique, ou bien à ses rapports, et la solution de la question n'est pas impossible.

.16ᵉ *observation*. A Fère-en-Tardenois, rue du Château, habite une dame appelée Félicité Campiot, douée d'une belle constitution, physique et âgée de vingt à vingt-quatre ans. Elle éprouva la fièvre dans le commencement de l'année 1820. Voici quelle en fut la cause : à peine cette dame venait-elle d'accoucher, qu'on lui raconte des choses désagréables dont elle désire avoir la certitude, et, pour s'en assurer, elle se cache dans un fossé très-humide, y reste des heures entières, acquiert la certitude de ce qu'on lui a appris, et revient chez elle les lochies supprimées, accablée par un frisson général et des lassitudes. Telle est l'histoire de ce qu'on me raconta sur ce sujet. Vingt-quatre heures après, la malade est dans un état dangereux; on apelle un homme de l'art qui, pendant sept jours, se borne à des tisanes pectorales, à une faible soustraction de sang, et ces moyens curatifs étant incapables d'arrêter la maladie, celle-ci acquiert toute son intensité. Consulté dans cette circonstance, voici l'état que présente la malade à mon arrivée : les membres supérieurs et inférieurs sont presque froids, surtout vers leurs extrémités, la peau, la langue et les lèvres sèches, la pâleur terreuse et générale, les ongles livides, le hoquet très-prononcé, le pouls très-lent, intermittent et irrégulier; les yeux ont un aspect vitreux, la surdité est complète, les paroles sans aucune suite, le délire tranquille, les soubresauts des tendons continuels, le décubitus très-prononcé, la déglutition presque impossible, et l'agonie, en un mot, est des plus prononcées.

Telle était cette maladie, et ici, comme chez mademoiselle Belval, ma première pensée fut qu'on ne devait espérer aucun succès. Pénétré de cette idée, je sors, je rencontre la mère de la mourante; malgré mon opinion, elle insiste pour que je tente d'essayer quelque moyen curatif, et je lui obéis en lui faisant l'observation qu'en cas de non-succès, je ne serais pas blâmable. Ramené près de la malade, je veux essayer, mais inutilement, de tirer du sang de l'une des veines du bras; la ligature ne me procure jamais la moindre saillie des veines. Dans cet embarras, j'ai recours aux sangsues, et, pendant trois jours et trois nuits, je fais continuellement couler le sang à l'aide de ces reptiles appliqués en très-petit nombre. Ce moyen obtient un mieux à peine sensible, mais cependant réel; la déglutition est plus facile; je sens qu'on ne peut plus s'en servir; la malade est épuisée, et cependant le hoquet moindre existe toujours, la poitrine est toujours embarrassée. Je sens la nécessité de porter des remèdes prompts contre un état organique semblable; je prends le parti d'agir sur les voies digestives, selon les principes que je me suis créés, et, en moins de quelques heures, j'obtiens un mieux très-sensible; la langue est plus humide, le hoquet n'existe plus, le pouls est plus sensible et bien plus naturel, les traits physiques réfléchissent mieux la vie, les yeux sont moins vitreux, et si la raison ne se peint pas encore, du moins tout dit qu'elle sera bientôt de retour.

Telle était la malade sur la fin du quatrième jour.

Le cinquième, les urines reparaissent ; elles sont rougeâtres ; plusieurs selles liquides ont lieu ; la peau est douce au toucher, et dès ce moment je connus quelle devait être l'issue de la maladie. Quelques jours après, la malade était convalescente, et depuis elle a toujours joui d'une bonne santé.

Je n'ai rapporté jusqu'ici que des faits frappans par la gravité du mal ; je passe à un dernier dont le caractère intermittent présente quelque chose de bizarre.

Dans un village près d'Oulchi-le-Château, demeurait M^e..., femme âgée de cinquante ans. Elle se plaignait, dans le courant de l'hiver 1821, d'une espèce d'éruption sur la cuisse droite. A cette époque, cette éruption mal traitée disparut et fit place à ce qu'on nomme une fièvre tierce. L'accès commençait à deux heures de l'après-midi et durait quatre heures ; les fonctions, telles que celles de la calorification et de l'exhalation cutanée étaient à l'état presque naturel, et le pouls à peine un peu plus développé que dans l'état de santé. Une chose remarquable, c'est que cette malade éprouvait un besoin de chanter d'abord, et ensuite, agitée comme une furie, elle cherchait à se précipiter sur un couteau pour tuer son fils, ou sur des tisons pour mettre le feu à la maison. Cet accès revenait périodiquement tous les trois jours.

Ne voyant partout que gastrite dans les fièvres, je n'employai, pendant plusieurs mois, contre cette maladie, que les antiphlogistiques et toujours sans succès. J'avoue que j'étais tellement persuadé que j'avais une inflammation à combattre, qu'avant de changer de médication, je fus très-sévère dans l'emploi de celle donc je me servais. Cependant le mal reste toujours le même, et alors, forcé par la nécessité d'employer d'autres moyens curatifs, j'ai enfin recours aux stimulans intérieurs, et cette gastrite, que je redoutais tant et que je devais exaspérer par ces nouveaux corps, disparaît entièrement en peu de jours.

17ᵉ *observation*. Dans l'hiver de 1821, je donnais mes soins à un propriétaire nommé Gonet, demeurant à Villeneuve-sur-Fère. Cet homme, âgé de soixante ans, souffrait horriblement depuis six mois d'une vaste plaie située au pied gauche et à la jambe derrière la malléole interne. Tout le tissu cellulaire sous-cutané de cette région était en débris, et le mal présentait plusieurs fistules. Après avoir détruit celles-ci, j'eus recours aux cataplasmes émolliens; mais à peine refroidis, la suppuration cessa, une fièvre intense parut, et le malade éprouva un frisson intense avec tremblement général. Cet état alarme les parens : on me prie de visiter le malade; j'ai recours à des stimulans sur la plaie, et, la suppuration rétablie, la fièvre cesse. Cette circonstance me frappa; je la croyais propre à m'éclairer sur la nature des fièvres, et deux jours après, j'arrêtai encore la suppuration. La fièvre reparut comme auparavant, et dès lors je commençai à croire que la fièvre n'était rien de ce qu'on la faisait.

Je ne disserterai pas au long sur ces faits, mon examen m'en dispense; mais le lecteur le moins judicieux du monde sera bien convaincu, par ces mêmes faits, que la médecine actuelle est au moins voisine et souvent composée des plus grandes erreurs. Dans la première observation, j'avais sans doute une maladie très-grave à traiter; mais, influencé par le système qui me dominait, ai-je écouté la nature? Ai-je tenu compte de l'état organique où se trouvait le jeune Lagneau avant d'aller chercher le repos dans la prairie? de l'influence délétère de l'humidité dont il s'est environné pendant son sommeil? de la nature de la cause qui a succédé à celle de l'humidité ou du froid? Pas une de ces idées ne m'a occupé. Cependant, si l'on m'avait inculqué des vérités qui eussent été basées sur l'observation de tous les temps et de tous les lieux, sur ce que le sens commun nous montre à chaque instant, et que tous les malades nous apprennent, aurais-je agi de la sorte? Non, et encore non, et l'on m'aurait répété jusqu'à satiété que dans les fièvres les causes morbifiques premières sont moins dangereuses que les secondaires, et que, de toutes celles que l'on doit redouter le plus, c'est la non décomposition de la masse sanguine par les exhalations et les sécrétions. Voilà une vérité incontestable, et alors l'on ne m'aurait jamais vu épuiser le malade par des saignées continuelles, au lieu de lui laisser les forces nécessaires pour réagir, et, par les bains froids, ajouter aux causes destructrices. Sans doute ce malade était très-mal, et, s'il eût pu mourir, quelques remèdes que l'on eût employés, il est positif pour moi, d'après d'autres faits que je possède, et que j'ai conquis avec d'autres armes que celles que l'on m'avait fournies, il est positif, dis-je, que j'ai accéléré la fin de ses jours. Cet aveu, je le sais, est dur ; mais il est vrai, mais il est compensé par mille cures des plus difficiles: et d'ailleurs, je n'ai pas appris encore à avoir cette faiblesse de raison qui me porte à me faire illusion jusqu'à ce point de m'imaginer que ce qui est évidemment un mal est un bien.

Je pourrais faire mille réflexions sur ce sujet; démontrer surtout comment, le mal une fois créé, sont survenus les symptômes que nous rattachons aux appareils organiques, tels que le cœur, le cerveau, le système musculaire de la vie animale; mais elles seraient oiseuses pour celui qui n'est réellement pas physiologiste, et comme je n'écris pas pour d'autres, je passe au second sujet.

Cette observation est frappante en ce que le brounisme exaspère la maladie la plus simple du monde, la fièvre, et que le système tomasinien vient la rendre mortelle. Ce que j'avance dérive du fait lui-même; car une preuve que la maladie n'était pas grave, c'est que, malgré les efforts du premier homme de l'art qui a exalté le mal, je fais passer celui-ci, en peu de jours, à une intermittence complète. Voilà un fait, et ce fait, d'accord avec cette vérité qu'une fièvre des plus violentes ne devient jamais intermittente jusqu'au point de faire croire pendant deux jours à la guérison, me dit que j'ai raison. Si l'on considère en outre la force physique que conservait la malade, force qui prouve que la malade n'était pas usée jusqu'au point de ne pouvoir conserver la vie, il me semble que l'on serait plus que difficile si l'on voulait me contester que je n'ai pas raison.

Sans doute ces physiologistes tomasiniens, ces Esculapes à vues incommensurables pour appeler la mort, comme les multiplicateurs des maladies, les éclectiques, trouveront singulière notre naïveté de nous accuser pour leur donner tort; mais le mot humanité n'est pas un jeu pour moi , et ici comme dans le cas précédent, toujours systématique, que fais-je? La malade prouve, par le dernier accès fébrile où elle se trouve, que tout le système capillaire à fluide blanc a les fonctions anéanties , que celui à fluide rouge est accablé, et que par l'influence de ces désordres, tous les appareils sont agonisans; et, cependant, j'agis ici comme chez le premier malade, je saigne, je resaigne et refroidis constamment ma malade, j'interromps surtout la plus importante des fonctions, la calorification , j'ajoute toujours aux causes morbifiques, et j'entraîne la malade dans la tombe, grâce à mon *heureux maître !!!*

Mais les désordres cérébraux chez les deux malades précédens, n'exigeaient-ils pas cette pratique? Non et non encore. Qu'on détermine l'usage du cerveau chez les animaux, et surtout dans les classes les plus élevées, et l'on saura que lorsque la vie organique, considérée dans toute sa simplicité, est violemment tourmentée, le cerveau tombe facilement dans les désordres précédens, sans recevoir des congestions sanguines, ni être phlogosé. Oui, la médecine tomasinienne est funeste, et mise en pratique selon son fastidieux commentateur Broussais, l'on peut avancer que si avec le brounisme on tue des bataillons entiers, on est capable, avec la médecine actuelle du Val-de-Grâce, de dépeupler des contrées.

J'ai dit que les deux malades précédens avaient été mal traités, que tous les désordres cérébraux n'étaient ni des congestions sanguines, ni des phlogoses qui les produisaient, et que l'on était dangereux en suivant la médecine dont je décris la pratique. Hé bien! le lecteur impartial trouvera encore cette preuve dans les faits qui suivent. Le sujet de la troisième observation n'est-il pas en tout identique à celui de la seconde, et si je ne m'étais ravisé, n'était-il pas encore perdu? Au reste, ce qui changea ma conduite, ce fut madame Lahaie. A cette époque, je ne pouvais me rendre compte de la nature des fièvres; mais, au sujet de cette dame, ma conscience, ou plutôt un instinct particulier, qui nous met au-dessus des faux savans et de leurs faux systèmes, m'accusaient si haut, et me disaient si bien que ma pratique n'était pas celle que commandait la nature, que dès ce moment ma résolution fut prise d'être moins amateur de la médecine actuelle, et ma troisième observation est une preuve de cette vérité. J'agis mal sans doute, je suis toujours influencé par mon éducation première; mais enfin je change dans un moment désespéré, et le succès couronne mon entreprise.

On me reprochera de ne pas avoir administré le quinquina; j'avais vu agir au Val-de-Grâce; oui, j'y avais vu agir, et les cris que l'on poussait sur le danger de ce remède m'avaient effrayé. D'ailleurs, en médecine comme ailleurs, on doit être conséquent, et puisque les fièvres n'étaient que des gastrites, fallait-il agir différemment? ou bien imiter Tomasini, qui regarde le quina comme émollient?

On me dira aussi que je n'ai fait que dériver. A qui persuadera-t-on que l'on peut, en une heure, enlever une phlegmasie intérieure que l'on juge si violente d'après les symptômes? Ensuite, ai-je remplacé une phlegmasie intérieure par une autre extérieure ? Non, certes, et alors cette objection tombe d'elle-même.

Mais les tomasiniens ont mille et une ressources pour soutenir leurs bévues médicales, en nous disant surtout que la gastrite a mille caractères différens. Mais ce n'est pas répondre que d'insulter le sens commun, qui, armé des connaissances de la nature de l'organisme et des faits, nous dit le contraire.

M. Descòt est une preuve que le brounisme et le broussaisisme tuent, et la quatrième observation prouve encore contre ce dernier. Si un brounien eût été appelé, il n'eût pas manqué de faire remarquer la *belle taille d'une fièvre épidémique*; et mettez à sa place un broussaisien, il s'extasiera sur *une gastrite* d'autant plus intense, que ses remèdes n'ont obtenu aucun succès ; ou bien, si c'est un éclectique, il vous comptera presque autant de maladies que de symptômes. Maintenant faudra-t-il appliquer les remèdes ? Les premiers placeront toutes leurs espérances dans les toniques, la décoction du quinquina surtout ; les seconds ont exténué la malade par leurs saignées, les boissons froides, etc. ; mais, comme ils n'ont qu'une idée, ils persévèreront dans leurs erreurs jusqu'au dernier soupir de leurs victimes ; et les éclectiques, dans la crainte de ne pas surpasser leurs confrères en ineptie et en revers, emploieront les moyens curatifs des deux premiers sectaires. Mais, brouniens, éclectiques, tomasiniens ou broussaisiens, vous avez beau donner des noms à des maladies dont vous ne précisez ni le siége, ni la cause, tant que vous suivrez cette route, vous ne serez rien en médecine que des êtres plus dangereux pour le ma-

lade que la maladie elle-même. Je trouve si peu d'a-
nalogie entre ce que dit la vie souffrante chez le sujet
de cette observation et toutes vos théories, que je
me demande tous les jours comment la nature a organisé une foule d'entre vous, pour que vous osiez
outrager ainsi ses divines lois. Pour expliquer ainsi
ce vertige, il faut remonter à l'incertitude de la
science et aux ambitions de quelques-uns de ceux
qui la pratiquent. Du moment qu'on se sent quelque
supériorité ou de l'audace, on cherche à se faire un
nom à l'aide de quelques théories qui promettent
plus de succès que les théories connues; et, n'importe ses dangers et ses incohérences, pour les ca-
cher on l'affuble de quelques mots heureux, et une
fois qu'on lui a donné l'effigie d'une monnaie cou-
rante, on la défend à outrances, et cruel par calcul,
on ne pense qu'à soi au lieu d'entrevoir un siècle de
victimes.

On me demandera ce que je fis dans un pareil cas?
Rien de ce qu'on fait, mais bien ce que la vie souffrante exigeait; et comme j'ai fait le tableau de cette
dernière, j'y renvoie ceux que ces détails intéressent
et qui sont des plus fastidieux quand on veut les énumérer. D'ailleurs, je n'écris pas un traité; mon principal but, dans ce recueil, est de prouver que les
divers systèmes de médecine qui existent de nos
jours sont faux et dangereux, et qu'on peut obtenir
infiniment plus de succès que leurs auteurs.

Saint-Aubin, qui fait le sujet de la cinquième observation, donnerait à lui seul la preuve que les
broussaisiens sont plus que de pauvres hommes dans
la science des douleurs. Il n'y en a pas un d'entre

eux qui sache que les saignées trop répétées, la diète trop prolongée, aggravent les fièvres, et qu'on doit à leurs erreurs, sous ce rapport, une foule de victimes. J'espère néanmoins que ce fait en est un des plus saillans pour leur prouver leurs bévues, si toutefois les systématiques sont susceptibles de comprendre une démonstration, ce que je ne crois pas du tout. C'était une colite intense qu'il fallait combattre, au dire du docteur tomasinien, et le délire du malade a servi, on ne peut mieux, à démontrer s'il disait vrai. Supposons que ce docteur eût captivé la confiance des parens : qu'en serait-il résulté ? Dans un cas pareil, en comparant l'effet de la diète à celui de la nourriture, nécessairement le malade, fortement épuisé et ne devant la persévérance des symptômes qu'à sa faiblesse, devait à coup sûr, par un nouvel épuisement, arriver au tombeau, et tout cela en vertu d'une *doctrine physiologique !* Et puis, croyez à la valeur des mots, quand les sots les commentent.

J'ai démontré, dans mon examen, que l'ab-excitation ramenait aux mêmes symptômes que ceux produits par une forte excitation, ce qui prouve le but précédent, ce que l'expérience m'a confirmé cent fois, ce que l'un peut expérimenter sur les animaux. Mais maintenant que nous dit la sixième observation ? Que l'on a beau réunir le brounisme et le sangradinisme, ou faire l'éclectique, et qu'avec ces pauvres moyens on ne fait que suivre deux mauvais chemins au lieu d'un seul. Chaque sectateur pur ou exclusif nous dira sans doute qu'il l'aurait guéri; mais on trouve la preuve du contraire dans le traitement. Cette sixième observation n'offre rien de particulier, sinon que de prouver à la fois contre toute la médecine actuelle, et c'est pour cela que je l'ai recueillie. Il est peu de malades qui puissent arriver plus près de la mort que lui, et quand je me rappelle d'autres que j'ai vus mourir au Val-de-Grâce pendant les visites du docteur Broussais, j'ai l'amour-propre de croire que ce sujet, livré à sa médecine, eût été encore une victime de plus; et en tenant ce langage, qu'on ne croie pas que ce soit par orgueil, car je ne pense pas que l'on puisse en trouver à se croire supérieur à ce professeur.

Mais ne quittons pas ce sujet sans faire la remarque que, lorsqu'il digérait fort bien pendant sa convalescence, il éprouvait des douleurs atroces à la plante des pieds. Et pourquoi ces douleurs? Voyez un broussaisien : l'air pensif, emprunté, et la main sur le front, il vous dit enfin que ce sont des sympathies de la gastrite!!! Un organe qui ne souffre plus en fera souffrir un autre! A la bonne heure. Quelle sublime physiologie! Si elle vit, on peut prédire, sans être grand prophète, qu'elle n'ira à la postérité que par son ridicule.

Si les faits précédens ne venaient à l'appui de ce que j'avance, que la médecine actuelle est dangereuse, la septième observation le prouverait seule. Le broussaisisme a aussi ses ressources, et, comme on voit, elles ne sont pas toujours favorables aux malades : c'est un système aussi borné et plus dangereux que tout autre. Entre les toniques, les amers, les taffetas gommés dont on enveloppait les articulations, et l'expression douloureuse de toute l'économie, quels rapports, je le demande, peut-il y avoir?

Je suppose qu'au lieu de ramper dans les cours du fils du Borgias moderne, on fît un moment l'étude analytique de chaque organe, il est certain qu'on ne trouverait jamais le besoin de recourir, soit aux toniques, soit au taffetas gommé. Si ces moyens ne tuaient ou n'accablaient, ils seraient risibles ; car dans une synoviale, demander du taffetas, la calorification exaltée, la nullité de l'exhalation cutanée, la noirceur de la langue et le rire sardonique exprimant dès le début de leur apparition, pour ainsi dire, la nécessité de l'usage des amers et des potages, c'est, je l'avoue, prouver matériellement que l'on est nul sur le terrain où l'on se trouve, et qu'avec de grands titres on n'en est pas moins un grand sot.

L'erreur du broussaisisme a été réparée deux fois ; cependant il ne faut pas croire non plus que, pour être heureux, il suffise d'agir sur les capillaires à fluide blanc dans les fièvres, après avoir diminué l'excitant général. Chaque remède a son moment de prédilection, et parfois, en suivant cette carrière, on serait aussi funeste que si, pour détruire le mal, on continuait à saigner, parce qu'en enlevant trop de matériaux de la masse sanguine, le malade arriverait à une faiblesse qui reproduirait la même gravité de symptômes. Cette observation en est la preuve ; car, après avoir saigné la malade, j'entretenais le mal en agissant avec des stimulans extérieurs sur cette dame ; et, comme on voit, il ne suffit pas toujours, ou de saigner, ou de stimuler séparément, ou d'employer l'un et l'autre à la fois pour obtenir des succès.

J'ai dit que les broussaisiens étaient des médecins neptes et funestes : la huitième observation en donne

des preuves matérielles. Quand nous sommes trop
affaiblis , surtout l'enfant, j'ai prouvé dans mon examen que le résultat en était un surcroît de fièvre, ce
qui est inévitable, attendu le besoin pour l'économie
de conserver les matériaux nutritifs, même non dé-
composés, et le sujet de cette observation vient à l'appui de cette vérité. Disons plus, c'est que si l'on doutait de cette vérité, on serait convaincu du contraire
par la rapidité avec laquelle le malade a éprouvé un
mieux sensible, aussitôt que le sang a cessé de couler.
Le maître inventeur de la gastrite s'écriera que l'enfant était guéri; et, si cela était, pourquoi le mal
allait-il en grandissant à mesure que l'on affaiblissait
le malade? pourquoi a-t-il été à son comble du moment que le sang a coulé? et pourquoi, enfin, le
médecin a-t-il fui le malade, sous prétexte qu'il n'offrait plus d'espoir? J'avoue qu'il faut espérer trouver
des lecteurs bien faciles, pour oser défendre ainsi sa
mauvaise cause; et concluons de ce fait ce que je
viens d'avancer, que les broussaisiens tuent, et, en
outre, qu'ils n'entendent rien ni aux fièvres, ni aux
gastrites. Si Molière revivait pour les peindre, il
n'aurait besoin que de changer la réponse d'Argan,
dans le *Malade imaginaire,* à la demande suivante :

Mais si maladia
Opiniatra
Non vult se garire,
Quid illi facere?
Argan.

Clysterium donare,
Posteà seignare;
Ensuita purgare,
Rescignare, repurgare et reclysterisare.

Au lieu de tout cela, qui ne convient que pour un éclectique, écrivez :

> Benè refrigare
> Posteà seignare,
> Ensuita refrigare,
> Reseignare, refrigare et reseignare.

Quant au chœur, on dirait que Molière a prédit Broussais. Le voici :

> Vivat, vivat, vivat, vivat, cent fois vivat
> Novus doctor qui tam benè parlat !
> Mille, mille annis, et manget, et bibat
> *Et seignet, et tuat.*

Je viens de rapporter un fait où le médecin systématique devient funeste; en voici un autre non moins intéressant dans la neuvième observation. Pendant près d'un mois, on a eu le temps sans doute d'étudier le mal; mais une fois qu'on a un système dans la tête, on en tient pour le reste de ses jours. L'on ne reconnut donc qu'une gastrite dans une maladie générale et primitive du système capillaire ou la fièvre, et tout cela pour le plus grand honneur de la physiologie; cependant, d'après le tableau du mal, il est bien évident qu'on était dans l'erreur; et mon traitement, qui fut entièrement opposé à celui que l'on prescrivait, ajoute à cette preuve.

Dans cette neuvième observation, on éteint la vie et l'on entretient le mal par les saignées locales et tout l'attirail du traitement antiphlogistique. Dans la dixième, après avoir épuisé entièrement la malade, toujours attentif au mal que peint un système et non

la nature, les médecins, sous prétexte d'inflammation, accablent de tisanes rafraîchissantes un viscère
mourant, et enfin ils amènent l'agonie. Ils font ce
que faisait le maître au Val-de-Grâce, ils systémati-
sent et ils tuent; car n'est-il pas évident que l'estomac est au moins très-faible quand le reste des organes est mourant, et qu'avec leur grande quantité de
tisanes ils accélèrent la mort. Sans doute le maître
recommande aujourd'hui de donner moins de tisanes;
mais il a donné l'exemple du contraire, et d'ailleurs,
si l'on est conséquent, on ne peut l'imiter. Au reste,
son système est tellement incohérent, qu'on pourrait
le nommer *le système des exceptions.*

La plupart des médecins ne comprennent rien à la
nature des maladies; ceux qui traitaient mademoiselle Belval sont de cette trempe, et la preuve en est
encore dans l'idée qu'ils avaient connaissance *des
tisanes que j'avais ordonnées,* disaient-ils, tandis
que je les avais défendues.

On me dira avec ironie que je guéris rapidement
les mourans, et l'on en sera surpris. Puisque l'économie, aux prises avec des causes destructrices, succombe rapidement, pourquoi voudrait-on qu'en enlevant les causes, la guérison fût tardive?

Tous les cas de fièvre que j'ai rapportés jusqu'ici,
sont de la plus grande gravité; et ce qui prouve que
je ne suis pas un routinier aveugle, c'est que chaque
malade à reçu un traitement approprié à son mode
d'être, du moment que je n'ai pas ignoré la nature
du mal. L'un est soumis à l'excitation, l'autre aux
stimulans dont les molécules ne peuvent être intro-
duites dans le torrent circulatoire, un troisième à

des matériaux naturels, un quatrième aux saignées, et partout mes succès prouvent que ces moyens curatifs ont un égal pouvoir, pourvu qu'ils soient appliqués à propos, et qu'en ne suivant qu'une route pour la guérison, quand la nature en a de si nombreuses, l'on est dangereux.

La onzième observation étonnera sans doute. Qu'on accable de stimulans un être qui succombe sous leur influence pernicieuse, et qu'ensuite on emploie des moyens énergiques propres à combattre leur influence, et cet étonnement cessera. Qu'en outre on arrive à cette vérité, qu'il est une foule d'individus chez lesquels la circulation capillaire peut exister un certain temps toute seule, et vraisemblement le fait que je rapporte n'aura rien de merveilleux que parce qu'on ignore comment il est produit. Ici, la circulation des deux grands systèmes circulatoires ramenée, j'aurais dû me conduire différemment ; mais comme je l'ai dit, je n'en étais pas capable. Quelle ne fut pas mon erreur ! Elle succombe à la surexcitation, et après avoir détruit en partie la vie par une stimulation différente, je continue trop long-temps cette dernière, et, en un temps plus long, je ramène par conséquent la malade au point où je l'avais trouvée, avec cette seule différence qu'étant épuisée, elle n'offrait plus de ressource.

Dans la douzième observation, j'ai mieux agi. La vie ne devait durer que quelques instans, et malgré qu'elle fût sur le bord de la tombe, j'ai obtenu un mieux qui est aussi frappant que le précédent, parce que je me suis attaché à entourer l'organisme de ce qui convenait à sa vitalité.

D'après l'histoire de cette observation, on acquiert encore la preuve que le broussaisisme est pernicieux. Quelle est la cause de la maladie? Le froid d'abord, et ensuite la non-décomposition de l'excitant général par les exhalations et les sécrétions; et loin de s'attacher à rétablir ces dernières fonctions, on ne voit qu'une masse sanguine qu'il faut épuiser, et des corps froids dont il faut se servir; de sorte qu'on renouvelle toujours la première, qu'on entretient toujours la seconde, et qu'on en crée une troisième, celle qui résulte de l'altération de l'organisme par suite du premier agent morbifique. Il faut le dire, tout dans le broussaisisme est organisé de manière à produire un mal certain.

On dira que mes succès sont dans les morts; mais, brouniens et broussaisiens, ce recueil prouve bien le contraire, et vous ne pouvez contester qu'il y a encore plus de mérite à ramener de la tombe vos malades, ne fût-ce même que pour quelques instans, qu'à les y conduire entièrement? Au reste, on ne dira pas que *la doctrine physiologique* n'ait été mise en pratique dans toute son étendue; et je trouve aussi la preuve dans ce fait que toutes les fois qu'on traitera les fièvres comme des gastrites, on sera dangereux, et qu'en la regardant comme une maladie du système capillaire, on est vrai et sublime en suivant la route qu'indique, pour la guérison, le système souffrant, n'en déplaise aux inventeurs des gastrites et aux compilateurs des grands mots, tels que les éclectiques.

J'ai écrit que, faute de bien connaître l'influence du système capillaire chez les animaux à sang rouge, on ne pouvait se faire une idée positive des divers états morbifiques ; la treizième observation est encore une preuve de cette vérité. Debargue, qui en fait le sujet, était, sans doute, mort pour tout le monde ; et il n'est, peut-être, pas de médecin qui eût osé employer et mes moyens curatifs, et y persévérer aussi long-temps. Mais tous les cerveaux ne méditent pas de même, et pensant, depuis long-temps, que le cœur, chez certaines personnes, pouvait interrompre entièrement ses fonctions sans danger pour la vie, c'est ce qui m'a enhardi.

Il est fâcheux que Debargue ne soit pas tombé entre les mains de quelque broussaisien : à l'instar du docteur Broussais, il eût ajouté la glace à l'action primitive du froid. On dira que j'exagère ; les faits prouvent que non, et tellement non, que j'ai été appelé, passage de l'Opéra, pour un enfant mourant par suite d'un vice scrophuleux des plus prononcés, et dont on avait couvert la tête de glace ; oui, de glace, parce qu'à son dernier soupir, le cerveau, ne conservant plus sa débile raison, était atteint, d'après le docteur, d'une *inflammation symphatique!* Que l'imagination bretonne a fait de mal à l'humanité !

Dans la quatorzième observation, on trouvera encore, je pense, la preuve que la vie peut être bornée, pendant plusieurs jours, au seul système capillaire : au reste, si l'on réfléchit qu'il est des classes d'animaux qui n'ont pas de cœur, et que certaines personnes peuvent se rapprocher, jusqu'à un certain point, de ces animaux, on se rend compte alors d'une foule de morts apparentes. Si, en outre, l'on réfléchit que le système capillaire peut être très-résistant chez quelques personnes, ainsi que le prouvent ces mêmes morts, on trouve dans ces idées une raison de plus pour se rendre compte de ces espèces de morts apparentes.

Du temps du brounisme pur, ainsi que le pratiquait, en 1813, l'hyperbolique et le diffus Récamier, l'homme de toutes les opinions politiques pour avoir du renom en médecine, et le protecteur de tous les agrégés futurs dont les cheveux ont la coupe de ceux d'un lévite, ces morts devaient être communes, parce que le cœur, dans les fièvres, cessait ses fonctions par surcroît de stimulation; tandis que les capillaires, plus résistans, vivaient encore. Il est vraisemblable que le cadavre dont j'ai parlé venait de ses salles. Ce que j'avoue, relativement à ces morts, est tellement positif, que j'ai encore rencontré un fait presque analogue à celui de Debargue, et qui n'était dû qu'à un excès de chaleur. La seule différence entre les deux malades, c'est que le dernier ne resta que quelques momens sans pouls et sans respiration. Au reste, si l'on mettait en doute ce que je dis, on peut en reproduire les faits chez les animaux, les chiens surtout, et détruire ainsi toute objection. D'ailleurs, le fait qui est arrivé à l'empereur Alexandre est encore, peut-être, plus concluant que les miens, en faveur de ce que j'avance. Un homme est retiré noyé d'une rivière, où des paysans l'avaient trouvé; l'empereur, qui voyageait incognito, se trouve présent à cette scène; il ordonne à son médecin de saigner le noyé : le médecin observe que c'est inutile, attendu la dégradation physique du noyé; l'empereur insiste; l'homme de l'art obéit; une première tentative est infructueuse ; mais l'empereur ordonne qu'on essaie encore; l'opération est faite, et soit que la première piqûre eût imprimé une secousse à toute l'économie, soit une autre cause, le sang coule ; peu à peu, le jet se forme et le mort revient à la vie, grâces à l'instinct bienfaisant de ce grand monarque. Les broussaisiens causent aussi de ces morts apparentes ; mais elles sont cependant moins longues, à cause de l'épuisement organique qu'ils font subir à leurs malades avant de les conduire à leur dernier soupir. Je n'insisterai pas davantage sur cette idée ; les faits que je viens de rapporter doivent la faire concevoir, et je ne serai pas surpris qu'à l'avenir les médecins, en en tenant compte, arrivent à des succès dans un grand nombre de cas où la mort paraissait réelle. Cependant, quant aux moyens de les obtenir, comme ils varient selon le genre de mort, les médecins doivent, pour réussir, connaître les rapports de l'organisme sain et malade. En suivant la pratique de ces principes, et en tenant compte surtout de cette vérité, que toute la vie, chez bien des personnes, peut se réduire, pendant un temps plus ou moins long, à celle du système capillaire, l'on ne ressuscitera pas des Lazare ; mais il est certain que le génie de l'homme aura approché le génie de l'auteur de l'Évangile.

La quinzième observation nous donne une idée de l'influence du moral sur le physique. Cependant, ce cerveau si fortement impressionné aurait dû se plaindre fortement et presque séparément, et c'est ce qui n'a pas lieu. Voilà le fait, et alors quelle sera la maladie ? Y verrons-nous une apoplexie nerveuse ? l'état de l'organisme dit le contraire. Y verrons-nous une adynamie? mais par ce mot on exprime une faiblesse générale, non un siége organique propre au mal. Serons-nous plus heureux en voulant y découvrir une gastrite? qu'on compare une gastrite au tableau du mal, et l'on sera convaincu qu'il n'y a aucun rapprochement.

Si l'on passe au traitement, j'ai diminué le sang en faible quantité, et je me suis bien gardé d'employer les rafraîchissans ou bien de stimuler de quelque manière que ce soit, parce que, d'après la cause du mal et l'état de ce dernier, il est évident que c'étaient deux contre-sens pathologiques, dans lesquels je tombais si j'avais suivi une autre route. Cependant les brouniens et surtout les broussaisiens auraient agi différemment. Et que prouve alors mon succès? qu'ils sont dans l'erreur sur les connaissances de la nature du mal, erreur qui serait depuis long-temps détruite, si l'on avait considéré le lien qui existe entre la vie animale et la vie organique.

Quant à la seizième observation, on ne peut disconvenir que les broussaisiens n'eussent regardé la maladie comme une gastrite, et cependant ils auraient été en contradiction avec les causes du mal; car les lochies supprimées doivent plutôt donner lieu à une métrite, ou du moins à une péritonite qu'à une gastrite; mais l'ordre dans lequel les causes morbifiques agissent et les symptômes naissent et se succèdent, n'est rien pour les broussaisiens. On demandera encore si dans ce mal on peut admettre une gastrite quand il n'existe ni vomissemens, ni douleurs épigastriques, et que la malade, loin de rejeter les tisanes, les digère. En outre, ne serait-on pas surpris d'une pareille opinion, lorsque la prétendue gastrite n'aurait disparu que sous l'influence de poudres très-stimulantes données à l'intérieur ? D'après l'inventeur d'un tel mal, j'ai sans doute démérité de sa physiologie ; mais je m'en applaudis, elle est celle de la mort.

Je n'ai pas eu recours non plus à ces saignées soi-disant dérivatives quand il était possible d'obtenir une grande quantité de sang, et la raison en est simple. Dans des cas pareils, l'économie mourante ne peut supporter une telle abexcitation, d'où résultent des troubles organiques qui enlèvent le peu de vie qui reste ; par elle, les absorbans et les exhalans, rendus nuls dans leur action, ne décomposent plus la masse sanguine, et avec un surcroît de cause morbifique, survient un accroissement de mal. D'ailleurs, comme l'on ne peut remplir une indication qui ne résulte pas de la nature du mal, puisqu'il n'existe pas d'inflammation, je ne vois pas pourquoi l'on agirait autrement que je l'ai fait.

On trouve dans la dix-septième observation de cet article ce qu'on nomme une fièvre intermittente. Les uns décrivent seulement ce mal, et d'autres, en cherchant à en pénétrer la nature, nous avancent que c'est une gastrite intermittente *avec phlegmasie sympathique du cerveau.* Mais d'abord si cela était, il est positif qu'en soumettant le malade à une diète sévère, à l'application des sangsues sur l'épigastre, on aurait dû diminuer le mal d'abord et le guérir ensuite, et l'histoire du mal dit précisément le contraire. Bien plus, elle rapporte qu'il n'a disparu que sous l'influence des remèdes qui aggravent constamment une gastrite ou la produisent. Ainsi, en empruntant les armes de la plus faible raison, on est forcé de repousser cette théorie broussaisienne sur la nature de ces fièvres.

S'il est vrai que ce qu'on nomme gastrite ne soit pas identique à ce qu'on nomme les fièvres, quel langage plus inepte encore que celui d'avancer que dans le cas qui nous occupe, c'est par sympathie que le délire a lieu, et que le cerveau est aussi phlogosé. Mais on n'explique rien avec le mot sympathie, et ensuite que penser d'une phlogose cérébrale qui dure trois à quatre heures?

La théorie broussaisienne est fausse en tout et partout. Pour bien expliquer la nature des fièvres quelles qu'elles soient, il faut d'abord déterminer leur siége organique positif, et ensuite se bien pénétrer des rapports de ce siége. En suivant cette marche, on arrive à démontrer que ces maladies sont du domaine du système capillaire, et quant au trouble cérébral qui survient dans tous ces cas, il se détermine 1°. par la structure du cerveau, et 2°. par les rapports de ce viscère avec le système capillaire. Si l'on remarque en effet que l'encéphale est destiné à recevoir toutes nos impressions douloureuses, et qu'il est composé en partie de capillaires, que dans la fièvre, telle que nous l'envisageons, chaque point de l'économie, pour ainsi dire, lui fait parvenir ses plaintes, et qu'il s'en trouve accablé, pourquoi voudrait-on que, si le mal est trop fort, ses fonctions ne fussent pas souvent altérées?

Quant aux variétés du trouble de l'encéphale, comme ce viscère est réellement composé de plusieurs parties dont le mode de sentir est réellement différent, on conçoit, selon que telle ou telle région sera influencée par le système capillaire, que l'on observera des désordres nombreux différens.

On doit néanmoins observer que le plus souvent les désordres intellectuels se porteront sur les idées nées des objets qui frappent le plus pendant la raison. Il en est ici comme pour le reste de l'organisme : le point où la région dont la sensibilité a été la plus exaltée, est celui qui se trouble le plus. Le villageois dévot ne rêve que messes, dieu ou des esprits malfaisans ; le guerrier qui vécut dans les combats ne s'occupe que d'évolutions militaires dans le délire qui engendre la fièvre ; j'ai vu mourir en chantant un soldat que dévorait la fièvre, et qui, pendant la santé, aimait avec délice à fredonner des airs.

Il en est dans le délire comme dans les rêves, les idées sont incohérentes et elles roulent presque toujours sur les sujets qui, la veille, flattaient ou chagrinaient nos esprits.

Si les faits qui précèdent ne suffisaient pas seuls pour prouver que les idées émises de nos jours sur les fièvres sont absurdes, on en trouverait la preuve dans la dernière observation. Les broussaisiens, les éclectiques, comme ceux qui nient l'altération des humeurs, trouveraient dans ce fait seul la preuve qu'ils sont loin de la vérité sur cet intéressant sujet. D'un autre côté, qu'on se demande quels vaisseaux fournissent la suppuration, quels phénomènes morbides doivent avoir lieu du moment qu'ils suspendent leurs fonctions, et l'on sera convaincu que la question aura été résolue d'une manière positive ; que la fièvre appartient à tout le système capillaire, et qu'on peut la créer ou la détruire à volonté, comme dans ce cas-ci, si toutefois l'altération organique n'est pas trop prononcée.

Néanmoins, ce n'est pas ainsi que naissent toujours ces désordres, ils tiennent à une autre cause peut-être plus commune, à celle qui dérive de ce penchant qui nous porte à l'imitation, le plus fort, pour ainsi dire, de tous nos besoins, et qui se montre dans presque toutes nos actions. L'enfant veut faire tout ce qui se passe autour de lui, et remarquez que, si à mesure que les révolutions organiques se succèdent, nous changeons d'objet, ce n'est, pour ainsi dire, que pour imiter encore; ou, si nous agissons différemment, ce n'est que parce qu'une habitude que nous caressons depuis long-temps, détourne nos esprits d'imiter d'autres actions, celles-ci n'ayant pas assez d'empire sur nous. Nous rions, nous nous attendrissons, nous courons après la fortune, ou nous sommes alarmés, selon que nous voyons rire, pleurer, etc. Les âmes les plus sensibles sont les plus sujettes à ce besoin ; et s'il arrive donc qu'elles soient fortement impressionnées, entraînées alors à l'imitation par ce qui se passe autour d'elles, elles reproduisent l'action qui les frappe. Marc-Antoine Petit rapporte qu'à Lyon, pendant la terreur, plusieurs jeunes filles se suicidèrent, et que cette maladie devenait effrayante. On connaît le trait de Boerrhaave, qui fut appelé pour porter du secours à cinq enfans que tourmentaient des convulsions nées de la sorte, à l'hospice des vénériens, du temps de l'illustre Culerier ; une femme est atteinte de convulsions, et avec elle bientôt presque

tout le rang où elle se trouve. Dans le commencement de ma pratique, je m'occupais de la vaccine :
un enfant que je venais de vacciner tombe en syncope;
son camarade entre, l'imite; un troisième survient,
même accident; une mère présente, éprouve à son
tour le même sort : effrayé de ces accidens, je ferme
aussitôt la porte de la maison, et me mets à arro-
ser d'eau fraîche tous les malades, moyen qui me
réussit très-bien. Ce que l'on fait pour certaines actions, l'esprit le répète pour d'autres. Au temps où
l'on parlait du crime de la femme Cordier, une femme
d'Amiens fut prier le médecin le plus célèbre de cette
ville, M. Barbier, de la recevoir dans sa maison de
santé, attendu que depuis qu'elle avait appris le crime
ci-dessus, elle ne pouvait résister au désir de tuer ses
enfans. Nos facultés intellectuelles se troublent donc
de diverses manières, et on peut, comme on voit,
éprouver ces désordres, ou par l'influence d'une maladie étrangère à ce désordre, ou bien par un trop
grand développement de nos penchans, ou encore par
cet excès de sensibilité qui préside à nos besoins d'i-
mitation. En parlant de ces idées, on est donc en droit
d'affirmer que le cerveau n'a pas besoin d'être phlogosé pour être malade, et c'est absolument se montrer étranger à toute connaissance physiologique,
surtout aux travaux du plus grand philosophe qui
ait jamais existé, le vénérable Gall, que d'oser admettre des idées différentes.

Ainsi, si les faits sont des preuves irrécusables,
nous sommes donc en droit d'avancer que les théories
médicales actuelles sur les fièvres sont fausses, surtout celle de Tomasini, que M. Broussais a importée

en France; et qu'il est évident qu'en bien localisant le mal, et qu'en ne mettant en pratique que ce qu'exige ce mal même pour être guéri, on obtient des succès dans les cas les plus désespérés, que les ressources médicales actuelles ne font qu'aggraver. Tel est le résultat de ma pratique : appliquant mes principes selon les cas, on voit qu'elle est aussi rationnelle que féconde en succès inconnus jusqu'à ce jour. Qu'on compare en effet mes faits à ceux rapportés par les autres médecins, et il sera facile de se convaincre que je suis fondé dans mon opinion. Si en outre l'on fait attention à la rapidité avec laquelle j'arrive à ces avantages, et à l'impossibilité de faire courir aucun danger de plus à mes malades par la médication que je suis, je pense qu'on ne peut repousser ma médecine. Au reste, ce sont des succès faciles, puisque, dans les cas les plus compliqués, j'agis comme dans les plus simples, c'est-à-dire que je ne fais partout qu'obéir à l'instinct organique. Et d'ailleurs, c'est là seule marche à suivre pour arriver à de grands succès au lit du malade, et c'est en vain qu'on formera des caravanes de médecins Don Quichotte pour aller étudier la fièvre jaune à Gibraltar et la peste en Égypte, tant que ces hommes seront de la trempe de ceux connus, c'est-à-dire étrangers à la connaissance de l'organisme considéré dans ses parties les plus élémentaires, et aux rapports de chacune de ses parties, ils seront un fléau de plus pour les habitans qui les recevront, et de retour dans leur patrie, ils ne feront qu'accroître la masse des erreurs.

L'envie ne manquera pas de publier le contraire; mais qu'on la juge par les actions que je rapporte, et j'ose alors braver ses traits. Je prends sur le terrain des faits ceux qu'elle anime, et si dans les revers du maître on pouvait faire reconnaître tous ceux de ses imitateurs, ne me suffirait-il pas de dire que je l'ai vu au Val-de-Grâce commettre deux fois la même erreur que je signale dans mademoiselle Belval, et avoir deux fois la mort pour résultat.

ARTICLE DEUXIÈME.

Maladies qui compliquent les fièvres.

En l'année 1822, au commencement du printemps, et même avant, il régna une rougeole épidémique dans le département de l'Aisne. J'habitais Fère-en-Tardenois à cette époque. L'hiver avait été doux, bien plus doux pendant quelques semaines avant l'apparition du mal, et la température s'était ensuite refroidie tout à coup avant l'apparition de la maladie. Celle-ci débutait constamment par la fièvre, et cette dernière existait seule pendant deux à trois jours. Chez un jeune homme très-fort, demeurant à Dôle-sur-Mareuil, la fièvre eut une durée d'une semaine au moins, avant l'apparition de la rougeole. Cette fièvre fut des plus violentes; elle passa même à cet état qu'on nomme atoxique, état qui cessa, comme par une espèce d'enchantement, aussitôt que l'éruption parut. Au reste, ce phénomène morbide exista chez tous les malades; l'éruption de la rougeole calmait ou dissipait la fièvre.

Les malades étaient si nombreux qu'il m'était impossible, dans mon arrondissement, de les visiter tous ; dans ces circonstances, et dans chaque commune, je donnais mes soins à un ou deux de ceux qui étaient le plus affectés, et le traitement que j'ordonnais servait de modèle pour les autres, en recommandant de n'appliquer les sangsues qu'à ceux qui étaient très-accablés.

Dans ces cas, je commençais par traiter la fièvre selon mes principes, si elle existait seule ; et ensuite, pénétré de cette pensée que la rougeole est un remède employé par la nature contre la fièvre, si elle existait, j'agissais toujours contre la fièvre, en ayant bien soin de ne pas détruire son remède naturel.

En suivant ces principes, qui sont des plus simples, il est positif que partout où je portais mes secours il ne mourut aucun malade. Cependant ma médication n'avait rien de commun avec celle du professeur Broussais ; ensuite j'étais bien avisé d'agir ainsi, car non loin de moi, où son système était en vogue, on perdit tant d'enfans, que l'autorité fit appeler les membres du jury médical sur les lieux, afin d'étudier *la nature maligne de la maladie. Le jury étudia bien, et les malades moururent comme par le passé.* Ces médecins firent comme tous leurs confrères ; ils remontèrent à l'influence de l'air, qu'ils jugèrent très-malsain, quoiqu'il fût le même qu'à Fère ; ils énumérèrent d'autres causes de la mortalité, et ainsi finit l'étude de la maladie, ce qui n'empêcha pas ces examinateurs de passer pour des doctes. Il est vraiment une étoile fortunée pour donner de la célébrité à certains médecins ; ils l'acquièrent même à travers les morts, et ils feraient une Saint-Barthélemi d'une moitié du genre humain, que l'autre les couronnerait encore. Plusieurs épidémies, que j'ai vues n'être que leur propre ouvrage, m'ont suggéré cette vérité, et celle de Barcelone n'est pas insignifiante pour le prouver.

Ainsi, quand on réfléchit à ces faits, il est impossible d'admettre les idées des auteurs sur la nature de cette maladie, et ils viennent à l'appui de ce que j'ai avancé contre elles dans mon examen. Une vérité qu'il importe aussi de répéter, c'est que le traitement que je suis dans ces épidémies, en détruisant presque sur-le-champ la fièvre, empêche souvent l'éruption de la rougeole, ou rend celle-ci bien moins forte, ce qu'il est facile de vérifier dans ces circonstances, et ce dont il est facile encore de se convaincre d'après l'enchaînement des symptômes et leur nature.

Souvent ces épidémies sont peu étendues, et la raison en est facile à donner ; car, pour les empêcher d'être générales, il suffit que tel endroit soit plutôt sur le revers d'une colline que dans la vallée, exposé au vent du midi et abrité contre celui du nord, ou bien que le terrain soit humide ou sec.

Dans l'année 1819, je me mis à vacciner au mois d'avril ; j'obtins de très-bon vaccin, et je le conservai pendant long-temps en vaccinant de bras à bras. Bientôt l'été arriva ; il fut très-chaud, je vaccinai encore. La fièvre du vaccin se changea en celle qui précède la petite vérole, et enfin parut celle-ci. Je croyais à l'infaillibilité de la découverte de Jenner ; je commençai alors à en douter d'après ce fait. Dans le doute, je continue encore ; je vaccine cinq enfans à Ma-sur-Violaine, et une petite vérole très-violente parut chez tous les cinq, sans qu'elle s'étendît plus loin. D'après ces faits, Jenner ne me paraissait plus aussi recommandable qu'on l'avait fait, et à la longue, acquérant de nouveaux faits de ce genre, et les plaçant à côté d'autres bien plus graves qui se sont multipliés à Paris, en 1825, 1826, et à Marseille en 1828, je ne peux plus douter que non-seulement le vaccin est loin de garantir constamment de la variole, mais encore qu'il la développe dans une foule de cas et avec gravité.

Mais, me dira-t-on, vous êtes funeste? Je dis la vérité, et il a fallu toute la niaiserie médicale de nos jours pour admettre que la maladie artificielle de Jenner aurait pour toujours préservé de celle qui est l'une des plus terribles, et que la nature nous donne comme toutes les autres. Il est fâcheux que cette idée de préservatifs ne se soit pas emparée de tous les esprits, et l'on eût vu plus d'un docteur, l'un à la piste d'un préservatif contre les fièvres, l'autre contre la maladie vénérienne surtout, et voire même contre la gastrite, qui, telle qu'on la fait de nos jours, n'est que le rêve d'une tête sans cerveau. Tant que ce qu'on avance n'est pas conforme au plan général de la nature, c'est faux, et en trouvant le véritable préservatif de la variole, on eût dû trouver ceux des autres maladies, et c'est ce qui n'est pas. Si l'on avait remarqué que l'homme a une organisation dont la sensibilité est si variable, et qu'il est forcé de vivre dans des rapports continuels qui lui donnent la santé ou la maladie, c'est dans la connaissance de cette organisation et de ses rapports qu'on eût cherché le préservatif de cette maladie, et non dans l'éruption artificielle qu'on a si sottement vantée. En suivant cette carrière, on eût certainement réussi, ainsi que je le prouverai bientôt, et l'humanité, long-temps crédule, n'eût pas été cruellement désabusée. Mon opinion, dans l'état actuel des choses, sera jugée des plus blâmables, et les journaux de médecine, ces défenseurs nés de toutes les erreurs les plus funestes me martyriseront ; ils en appelleront contre moi aux faits, à la rareté des épidémies varioliques depuis l'usage de la vaccine, et de tout cela on tirera conséquence sur conséquence pour déverser le blâme et le ridicule même sur mon opinion.

Voilà ce qu'on dira, et voici d'avance ma réponse. D'abord les faits sont vagues ; car, pour prouver que la vaccine garantit de la variole, il faudrait inoculer celle-ci à des enfans vaccinés et à d'autres non vaccinés, *mais ayant tous subi les influences des mêmes causes morbifiques, et c'est ce qu'on n'a pas fait.* Je vais plus loin : je suppose le contraire, et nous n'en aurons pas moins de faits multiples à opposer à des faits, puisqu'en 1825 et 1826, à Paris, les enfans vaccinés et non vaccinés ont été également atteints de la variole ; disons même que dans le cas où l'on vaccinerait des individus disposés à la variole, on développerait cette dernière, ce que prouvent les faits que j'ai rapportés, faits qui servent en même temps à donner plus de force à mon opinion, puisque le vaccin, loin de garantir du mal, serait l'une des causes de son développement.

Les épidémies varioliques sont plus rares, dit-on, depuis l'usage du vaccin ; mais le vaccin n'est pas tellement vieux pour que cette rareté du mal soit en sa faveur. D'ailleurs, ce n'est pas à cette cause qu'il faut

remonter, mais bien au défaut d'été brûlant et de changement subit de température à la suite de ces chaleurs,
conditions qui, depuis long-temps, ne sont pas communes. Voilà la première et la plus faible cause de la
rareté du mal. Quant à la seconde, il faut remonter
à la bienfaisante révolution qui, ayant répandu l'aisance, a donné avec elle des assainissemens jusqu'ici
inconnus, des habitations plus aérées et plus saines,
des vêtemens propres, une nourriture abondante et
naturelle, et a procuré un exercice sain, en donnant
à chacun des occupations propres à sa conservation;
moyens qui, en contribuant à la santé, ont mis la
population à même de résister aux corps qui l'ex-
citent, et de supporter sans danger les irrégularités
des saisons. Voilà la cause principale de la rareté des
épidémies varioliques; et si maintenant vous comptez
le sage parti qu'a pris la population des campagnes,
surtout d'abandonner les conseils de la médecine, et
de s'en rapporter presque toujours à la sage nature
dans cette maladie, on aura, je pense, le secret de la
rareté actuelle de ce mal. Ce que j'avance est positif; je n'ai vu la variole terrible que chez les indigens,
et là où, comme en 1825, à Paris, l'on traitait cette
maladie par les émissions sanguines extrêmes et les
corps froids.

On lit dans *le Constitutionnel* du 30 septembre
1828, l'article suivant sur ce sujet :

« Une commission spéciale, prise dans le sein de
la Société royale de médecine de Marseille, a fait à
cette société, le 22 juillet dernier, un rapport sur l'é-
pidémie qui a régné et qui régnait encore à cette époque à Marseille. Ce rapport nous a paru très-remar-

quable par sa clarté et par la sagesse des observations qu'il renferme. Il en résulte que cette épidémie était restreinte à une seule maladie éruptive, qui était ce que nous appelions autrefois la petite vérole, et qui se nomme aujourd'hui la variole; qu'à la première et à la seconde période, ce fléau s'annonçait avec les mêmes symptômes aux sujets qui n'avaient pas eu la petite vérole, à ceux qui l'avaient déjà eue, et à ceux qui avaient été vaccinés; qu'à la troisième et à la quatrième période, il n'y avait plus aucun rapport entre les symptômes, et que la chance était toute en faveur des vaccinés; que, sur trente mille vaccinés, deux mille ont été atteints de la maladie éruptive, et qu'il en est mort vingt; que sur huit mille individus non vaccinés, quatre mille ont été atteints par l'épidémie, et qu'il en est mort mille; que sur deux mille qui avaient eu la petite vérole naturelle, vingt ont été atteints, et qu'il en est mort quatre.

» La mortalité a diminué depuis cette époque; il y a eu amélioration dans le mois d'août, quoiqu'on y comptât, dans la dernière quinzaine, cent un décès de la petite vérole sur deux cent quatre-vingt-treize. Dans la première quinzaine de septembre, il n'y a plus eu que soixante-un décès de la petite vérole sur deux cent quatre-vingt-treize.

» Pour arrêter les progrès de l'épidémie régnante, la Société royale s'est unanimement réunie à cette opinion, que la vaccination était un des plus puissans moyens de préservation, puisque, sur quinze individus vaccinés, quatorze ne sont pas malades, et que, sur cent malades, la vaccination en préserve quatre-vingt dix-neuf de la mort; encore faudrait-il admettre que toutes les vaccines aient été bonnes, ce qui est inadmissible. Après des résultats pareils, qui pourrait repousser encore la merveilleuse découverte de Jenner? »

Ce rapport, à la première lecture, paraît tout en faveur du vaccin, et cependant il est entièrement dénué de preuves.

D'abord, pourquoi les médecins cherchent-ils à nommer cette éruption *variolide* ou maladie semblable à la petite vérole, lorsqu'ils avouent plus tard que c'est la variole ou petite vérole? La raison en est simple : on voulait conserver intact l'honneur du vaccin. Dans ce rapport, on observe que, chez les malades vaccinés ou non vaccinés, les deux premières périodes de la maladie étaient les mêmes; ainsi la fièvre est aussi intense et l'éruption aussi forte chez tous. Voilà ce qu'on avoue, et, en partant du fait, nous pouvons donc conclure que le mal est jusquelà identique, et que par conséquent, malgré la vaccine, on sera sujet à l'avenir à la fièvre variolique qui précède l'éruption, et à l'éruption elle-même; ce qui prouve que le vaccin n'a pas une vertu aussi puissante que celle qu'on lui a attribuée. La scène change tout à coup à la troisième et à la quatrième période; elles se trouvent toutes en faveur des vaccinés. Voilà ce que dit le rapport; mais que dit l'expérience la plus positive? Que l'inflammation, appelée variole, a toujours une gravité en raison de l'intensité de la fièvre d'invasion et de l'éruption première qui l'annonce sans la constituer. On ne peut nier cette vérité écrite dans la nature et les auteurs; et d'après les médecins de Marseille, des causes identiques ne

produiront pas les mêmes effets, et la nature aura'
ici ses lois renversées, ce qui exprime formellement
que les auteurs de ce rapport, comme ceux de tant
d'autres, mentent. On compte ensuite que sur trente
mille vaccinés, deux mille ont été atteints de la maladie éruptive, et que sur huit mille non vaccinés,
quatre mille individus ont été atteints de cette maladie. Tout paraît ici, comme plus haut, en faveur du
vaccin; mais, pour croire à cet avantage, on aurait
dû nous dire à quelles classes appartenaient tous ces
malades, et là-dessus l'on garde le silence. Cependant,
si l'on réfléchit que la dernière classe du peuple n'a
nulle confiance au vaccin, qu'elle le croit même dangereux, que ses occupations ou ses préventions la
détournent de s'en servir, il est bien positif que les
huit mille individus non vaccinés appartenaient à
cette classe. Or, si l'on se rappelle que dans les épidémies, quelles qu'elles soient, la classe indigente est
toujours la plus maltraitée, parce que les individus
qui la composent ont leur organisme plus altéré: il
est tout naturel que, dans le cas qui se présente,
ceux qui n'avaient pas été vaccinés aient été plus sujets à l'épidémie. Quant à la différence des morts,
comme elle n'est que la conséquence de ce qu'est la
maladie, je la passe sous silence. Ainsi l'on ne doit
jusqu'ici rien conclure en faveur du vaccin; et
comme on voit, on est forcé, ainsi que je l'ai dit plus
haut, si l'on veut éviter la variole, non de se faire
vacciner, mais de vivre dans les circonstances les plus
naturelles, qui, maintenant plus multipliées qu'anciennement, sont causes que cette épidémie est moins
fréquente et moins meurtrière. Je ne nie pas pour

cela qu'une maladie légère comme celle que produit le vaccin, ou bien une éruption bénigne, une fois terminée avantageusement, en renouvelant faiblement les humeurs et en produisant un mouvement général dans l'économie, ne fortifie et ne mette à même l'individu de mieux résister par la suite aux causes morbifiques ; mais ces avantages sont si faibles, que je puis soutenir, avec la raison et les faits, que la vaccine est loin d'avoir l'efficacité qu'on lui attribue. D'ailleurs, si cela est à Marseille, pourquoi les rapports sur la variole de 1825, à Paris, ne sont-ils pas aussi avantageux ? Veut-on avoir un des moyens pour se préserver de la variole ? qu'on se soumette constamment à la pratique des lois hygiéniques, à l'exemple des anciens peuples qui les divinisèrent, et comme chez eux ce mal sera inconnu.

Érysipèle.

1re *observation.* L'érysipèle est une maladie très-commune pendant l'existence des fièvres. Voici un fait de cette espèce, appelée zona. Au mois d'octobre 1821, la femme Ganton, demeurant à Fère, âgée de vingt-cinq ans, et d'un tempérament bilieux, fut atteinte de cette maladie. Large comme les quatre doigts, elle s'étendait, en forme de bande, depuis l'épine dorsale jusqu'à la ligne médiane abdominale. Elle était oblique, passait sous le sein droit, et elle avait une rougeur vive d'écarlate. Sa surface était parsemée de petites pustules remplies d'une sérosité roussâtre. La malade ressentait une douleur corrosive, semblable à celle que produirait un charbon ardent promené sur cette région. Cette maladie avait été précédée, pendant plusieurs jours, de frissons, de lassitudes générales, de la perte de l'appétit, d'une chaleur vive, de la soif et, en un mot, de tous les symptômes qui caractérisent la fièvre. Celle-ci diminua au moment de l'apparition du zona; mais elle existait encore avec ce dernier. La chaleur était vive, la peau sèche, la langue pâteuse et rouge sur les bords antérieurs, le pouls fréquent et un peu dur, et le sommeil nul. La malade ne pouvait supporter aucun corps sur la partie douloureuse, la chaleur du lit surtout était intolérable.

Appelé pour donner mes soins à cette dame, j'eus recours d'abord à une saignée générale, et ensuite à des applications de sangsues et à des cataplasmes émolliens : tel fut mon début. Le lendemain, la fièvre est plus violente, l'érysipèle plus douloureux, et une toux fréquente se manifeste. Les cataplasmes n'avaient pu être conservés pendant la nuit, la malade éprouvant moins de douleurs en laissant l'érysipèle exposé à l'air libre. Je réitère l'application des sangsues sur le mal même, et le lendemain au matin, il a pris un caractère plus violent encore, les douleurs sont cruelles.

La médecine broussaisienne n'était pas favorable; j'eus recours alors aux moyens curatifs que me suggéraient mes principes, que je ne mettais en pratique que lorsque je n'étais pas heureux avec les remèdes premiers. Dans ce cas, je traite la fièvre ainsi que je le fais actuellement, et ensuite, portant mon attention sur les faux rapports des tissus qui composent le derme, j'agis sur cette cause dans l'instant. Aussitôt les douleurs se calment, et, dans l'espace de deux jours, la fièvre disparut, et avec elle la maladie entière.

2ᵉ observation. Au mois de juillet 1821, la dame Plateau, demeurant à Villeneuve - sur - Fère, âgée d'une quarantaine d'années, douée d'une bonne constitution physique, fut atteinte de la fièvre. Frissons, lassitudes générales et perte d'appétit d'abord, ensuite chaleur vive, soif et douleurs frontales, tel fut pendant cinq jours son état. Ce temps expiré, elle éprouva à la face du côté droit de la tête une démangeaison; la joue devint rouge, ainsi que les parties environnantes, et bientôt cette région offrit une tension considérable accompagnée de douleurs vives, d'une chaleur corrosive et de quelques phlyctènes. Je n'employais encore que l'usage des antiphlogistiques; j'appliquai sangsues et corps émolliens, et toujours les mêmes remèdes : mais ici, comme dans le cas précédent, même revers; le mal fait des progrès, et sur les tempes et au front paraissent plusieurs pustules noires, dont quelques-unes ont une certaine largeur. Le mal était grave; je change de médication, j'emploie celle qui m'avait réussi dans le cas précédent, et j'obtiens également un succès complet.

Partant de ces deux cas, nous pouvons donc assurer que la théorie broussaisienne est encore fausse dans le traitement de l'érysipèle, qui complique la fièvre, comme dans la fièvre elle-même. Selon elle, c'était encore la gastrite qui donnait naissance à cette maladie; et cependant en calmant l'une et l'autre par des antiphlogistiques, je ne faisais que les accroître. Ceux qui ont modifié ce système nous diront

que c'était la phlegmasie cutanée qui causait la fièvre ;
mais alors ils admettent les erreurs du professeur
Pinel ; ils font dépendre une maladie d'une autre qui
n'existe pas, puisque l'apparition de la fièvre est antérieure à celle de l'érysipèle. Leur traitement est
aussi, par la même raison, des plus funestes ; car, en
ne regardant pas nos maladies comme dépendantes
dans une foule de cas, et surtout dans celui d'une
altération de la masse sanguine, on arrête les efforts
organiques conservateurs déployés contre la maladie
générale, et l'on rend celle-ci des plus graves. En
suivant, au contraire, mes principes, on agit dans
le sens de la nature, et alors non-seulement on obtient des succès dans les circonstances les plus graves,
mais on y arrive encore avec une rapidité jusqu'ici
inconnue.

Angine gutturale.

Mesdemoiselles ***, demeurant rue du Four-Saint-
Honoré, n° 19, à Paris, sœurs remarquables par leur
beauté, et toutes deux du même tempérament, se
rendent ensemble au spectacle dans le courant du
mois d'avril 1827. La salle est fort pleine ; elles trans-
pirent et sont saisies par le froid en sortant de la salle.
Rentrées chez elles, toutes deux accusent, pendant
la nuit, des frissons et un malaise général, et le len-
main, une fièvre inflammatoire. Le troisième jour,
la soif est moins grande, la langue humide et blanchâtre, le malaise général très-diminué ; mais elles
éprouvent une difficulté d'avaler, surtout les liquides,
des douleurs vives accompagnent leur passage dans

l'arrière-bouche, la salivation est abondante, et la luette, le voile du palais et les glandes amygdales sont rouges et tuméfiés.

J'ai dit que, lorsque la fièvre paraissait et qu'elle était ensuite accompagnée d'une complication, celle-ci était un remède contre le mal général. Je suivis ces principes dans le traitement, et loin d'appliquer des sangsues à la gorge, d'user de tisanes et de gargarismes rafraîchissans, et de tout le traitement antiphlogistique, je le mis entièrement de côté. Je ne me servis d'abord que des moyens curatifs que j'emploie contre la fièvre, et je fis ensuite concourir avec eux de légers stimulans en forme de gargarisme ; par ces remèdes, le mal diminua fortement le premier jour ; le second, il existait à peine, et le troisième, la guérison était complète chez les deux malades.

J'ai rapporté ce fait pour prouver d'abord que, lorsqu'en médecine comme ailleurs les circonstances sont les mêmes, les résultats sont égaux, et que la médecine broussaisienne est fausse dans sa théorie et dangereuse dans son application. Ici, selon le *docte* Broussais, la fièvre n'était d'abord que le produit d'une gastrite, et c'était encore cette dernière, selon le même docteur, qui aurait enfanté la phlegmasie gutturale. Et voyons sur quoi se fondent ces idées : d'abord la fièvre qui existe sans signe de gastrite ne peut être l'effet de cette dernière, et c'est ce que l'on observe chez ces malades ; et à plus forte raison la phlegmasie du voile du palais ne pouvait-elle pas naître de ce qui n'est pas. Ensuite on demandera au pénétrant systématique, pourquoi, lorsqu'il donne la rougeur de la langue comme signe de gastrite, on observe la pâleur de cet organe dans ces deux cas, et surtout dans le moment où la gastrite s'étend jusqu'au voile du palais? Partant de ces idées, la langue devrait être à coup sûr couleur d'écarlate. Qu'il nous explique ces contradictions, et, s'il dit vrai, il sera honteux de bévues médicales dont il a été le père célèbre, si toutefois cependant il se trouve du nombre de ces hommes pour qui la vérité a plus de charme que des aveux coupables.

Interrogez un éclectique dans ce cas ; il vous dira que la fièvre dépendait de la phlegmasie de la gorge, et toujours ce qui est ne sera rien, et ce qui n'est pas sera quelque chose; car, ici, la fièvre qui précède l'existence de la phlegmasie devra son existence à cette dernière.

Quant au traitement, ils auraient tous agi dans le sens contraire au bien; ils auraient combattu la phlegmasie, et nui par conséquent au malade. Ces messieurs sont même étonnans dans ce cas, par l'énergie des moyens curatifs. En voici la preuve : quelques mois avant le cas que je cite, M. ***, négociant, rue des Bourdonnais, à Paris, éprouva la fièvre à la suite d'un refroidissement pendant qu'il était en sueur, et, après quatre jours de souffrance, parut une phlegmasie pareille à celle qui précède, mais plus violente. Un jeune et très-jeune docteur est appelé, et il débute par des saignées *dérivatives* très-copieuses, par l'usage des tisanes et des gargarismes froids et rafraîchissans. Le quatrième jour, la fièvre et l'esquinancie furent plus graves, et dès lors un autre médecin et moi fûmes appelés en consultation avec le premier. Celui-ci ne vit qu'une esquinancie

couenneuse, et là-dessus il cita l'opinion du traducteur de Brwn, qui ne sera jamais traduit, l'autre ne
se représentait qu'une gastrite qui s'étendait jusqu'à
l'arrière-bouche. Quant à moi, je leur représentai
que la dénomination d'esquinancie couenneuse n'était
qu'une puérilité scolastique, qu'avec ce langage on
ne disait rien qui peignît la nature du mal, et qu'il
était plus que ridicule d'admettre comme gastrite ce
que rien ne prouvait, et comme effet de cette maladie ce qui était impossible, attendu qu'une gastrite
qui s'étendrait avec tant de force, ne pourrait exister sans vomiss ement des liquides, et avec un pouls
plein, dur et fréquent. Ce dernier médecin avait suivi
pendant cinq ans les cours du docteur Broussais, et
raisonnablement parlant, je ne pouvais mettre mes
idées à sa portée ; et l'autre, qui avait assisté aux
cours du Sangrado moderne, sucé de *la physiologie*
du traducteur dont j'ai parlé plus haut, et qui s'é-
tait nourri de la *clinique claire et précise* du chirurgien en chef de la Charité, de ce *Limousin*
qui trouve Bichat un pauvre anatomiste, ne pouvait voir en moi qu'un être bien nul en médecine,
osant parler d'après d'autres autorités que les siennes.
Comme on doit bien le penser, mon opinion fut re-
jetée, et *la saignée dérivative* et les antiphlogistiques
employés avec persévérance : plus le mal s'accrois-
sait, plus leur zèle médical redoublait, et enfin après
neuf saignées et des applications réitérées de sangsues, le malade mourut.

Les amateurs d'idées rétrécies me diront que la
maladie était mortelle, puisqu'elle n'a pu être détruite par de pareils remèdes. Mais, si l'on remarque

que ces saignées étaient nécessairement dangereuses,
que par elles on détruisait les forces organiques
capables de résister à la cause morbide, et que par
les antiphlogistiques on agissait dans le sens de cette
dernière, il est positif que, d'après la résistence du
malade, on doit conclure que sa mort n'a été que
l'effet du mauvais traitement.

Pneumonies.

1re *observation*. Coulonges est une commune du
canton de Fère-en-Tardenois. Dans le courant de
l'hiver 1822, j'y fus appelé pour traiter un homme
d'une quarantaine d'années, d'une constitution physique très-développée et naturellement mélancolique. Il
habitait près de la fontaine qu'on trouve dans Coulonges et sur le chemin qui conduit de cette commune à
celle de Caen ; il était voisin d'un nommé Bijou, menuisier, homme remarquable par sa grande raison. Je
trouvai chez celui-ci Plutarque, traduit par Amyot :
il le savait presque par cœur, et lui ayant demandé
quel était le plus grand homme de l'antiquité, les yeux
baignés de larmes, il nomma Brutus. Si Jean-Jacques
l'avait connu, il l'aurait immortalisé. Mais je reviens
à mon malade : c'était un journalier, et après un
travail pénible, qui l'avait mis en sueur, il s'était
refroidi, et la fièvre était survenue. Il l'éprouva
d'abord seule; après trois jours de souffrance, il
se sentit oppressé, et son état, le huitième jour de la
maladie, était le suivant : toute la poitrine, le cou et
la face avaient la couleur d'un nègre; le reste du
corps était livide, la langue humide et violette, les

urines presque nulles, mais noirâtres, l'inspiration très-courte, la toux nulle, et toute expectoration supprimée. La percussion n'obtenait qu'un son mat, le pouls était très-lent et faiblement développé ; le malade conservait toutes ses facultés intellectuelles, la physionomie exprimait le désespoir, la moindre parole était fatigante, la prostration très-prononcée, et le malade se tenait presqu'assis dans son lit.

Il fut surpris de me voir ; il avait défendu qu'on envoyât quérir aucun médecin, cherchant la mort dans sa maladie, afin, disait-il, de se séparer de sa femme qui le rendait malheureux depuis vingt ans. Je lui fis entendre qu'on avait bien fait de lui désobéir, que l'écouter eût été criminel, et par mes discours le ramenant insensiblement à un autre parti, il se soumit au traitement que je suivais à cette époque ; un mieux instantané fut obtenu, et la guérison arriva le cinquième jour.

2ᵉ *observation.* Dans le même hiver, la femme Jacquin la mère, demeurant à Fère, tomba malade et par suite des mêmes causes que le sujet précédent. Cette femme touchait à la cinquantaine : elle était pléthorique. Elle éprouva pendant cinq jours une fièvre simple, qui avait débute, disait-elle, par des frissons, et ce temps expiré, voici quel était son état : la peau était légèrement livide, la langue pâle et très-humide, et la malade n'éprouvait que du dégoût pour les alimens, sans avoir soif ; l'inspiration était fortement diminuée, l'oppression très-prononcée, sans être accompagnée ni de toux, ni de douleur pleurétique ; le son était mat, le pouls lent et large, la raison dans presque toute sa force, et la malade se tenait assise dans son lit. Elle fut guérie en trois jours par mon traite-ment.

5e *observation*. Entre Arcis-Saint-Restitut et Ma, dans le département de l'Aisne, existe une ferme située sur une colline. Celui qui la dirigeait avait une fille de quinze ans, naturellement sanguine et d'une faible constitution. Elle fut aussi atteinte de la fièvre à la suite d'un refroidissement, et le quatrième jour, peau sèche, langue humide et pâle sur sa sur-face et rouge sur ses bords, soif légère, oppression très-prononcée, son mat sur tout le côté gauche, toux sèche, et par intervalles quelques crachats mêlés de sang, douleurs pleurétiques, pouls plein, dur et fré-quent, yeux animés, raison entière, et si elle cher-che à se coucher sur le côté droit, oppression plus intense; tel est son état.

C'était dans l'hiver de 1820 que je traitais cette malade. A cette époque, je ne voyais qu'antiphlogis-tiques pour tout remède. Le premier jour, je prati-que une saignée générale, et j'ordonne ensuite des sangsues, des tisanes adoucissantes et des cataplasmes. Le second jour, la malade est plus mal; j'agis de même. Le troisième jour, le mal empire et je redouble l'usage de mes moyens curatifs ordinaires; le quatrième, le mal est stationnaire; le cinquième, la malade est plus oppressée que jamais, et dès lors, plutôt que de la sacrifier aux systématiques, j'abandonne ceux-ci, et sur-le-champ, pour arrêter la mort, j'éprouve les moyens que je caressais déjà en idée. A comp-ter de ce moment, la vie n'est plus en péril, l'oppres-sion diminue aussitôt que j'agis, la nuit n'est plus terrible, et le lendemain de l'usage de ces nouveaux remèdes, la convalescence commence, et avec elle la guérison.

4ᵉ *observation.* Turlure Serva est un petit homme d'une constitution grêle, demeurant à Fère, à l'extrémité de la rue de Villers. Il tomba malade dans le mois d'avril 1823, à la suite d'une transpiration supprimée par le froid. Il se plaignit d'abord de la fièvre, et, le sixième jour au matin, d'être oppressé. Ce jour-là, je fus appelé, et le malade m'offrit l'état suivant : la langue était humide, les selles nulles depuis l'invasion du mal, l'oppression très-prononcée, l'inspiration très-courte, avec toux sèche et sentiment d'ardeur dans la poitrine, le son obtenu par la percussion était mat, le pouls plein, dur et fréquent, la soif développée; le malade ressentait des douleurs pleurétiques légères; les yeux étaient animés, la raison conservée, et cet homme, appuyé sur son dos, était comme assis dans son lit.

A cette époque, j'étais familier avec la pratique des principes que je me suis créés; j'en donnai même la preuve devant un confrère. Le malade fut donc traité en conséquence : en moins de quelques heures, j'obtins un mieux très-sensible, et en trois jours la guérison fut complète, sans avoir recours ni aux sangsues, ni aux antiphlogistiques, ni aux vésicatoires.

Je pourrais ajouter d'autres faits pour prouver que l'on ne connaît ni la nature de ces maladies, ni leur traitement, en citer surtout où les malades étaient expirans et que j'ai constamment ramenés à la santé, en nommer dont la pneumonie durait depuis douze jours et que j'ai encore guéris; mais je sortirais

des bornes qui conviennent à cet ouvrage, et je passe
à quelques considérations sur les faits précédens.

Le premier est intéressant. Pour le profond anatomiste Boyer, qu'est-ce que cette maladie? C'est la
maladie noire, c'est une *aberration de la nature,
un individu intéressant* qui mérite d'aller sur les
journaux, et dont la mort peut être publiée sans
craindre pour sa réputation. Au contraire, c'est un
fait qui apprend au public qu'il existe un Boyer
qui s'occupe des cas rares, mais qui ignore qu'il le
fait avec des *yeux éraillés*.

Voilà comme on raisonne à la Charité; ce sera
une série d'idées bien différentes pour d'autres médecins; et, si les uns ont inventé des phlegmasies *blanches*, ici l'on trouvera tout au moins une *inflammation noire*, et l'idée serait d'invention grande si quelque sot en renom l'avait imaginée. Ainsi, pauvre vie
souffrante, voilà comme on t'apprécie! Portons ce
malade rue Saint-Jacques, n° 7.1 : là ce sera une gastrite qui crée des pneumonies; et comme celle-ci est
noire, et que la physiologie de ce numéro rend compte
de tout, il faudra bien supposer que la gastrite était
noire; nouvelle et sublime découverte à ajouter à tant
d'autres. Si, renonçant à ces niaiseries, on interroge
l'anatomie générale, on y verra une cessation des
fonctions du système capillaire pulmonaire, et le sang
circulant noir dans le cœur, les artères et le reste
de l'économie; ce qui prouve encore combien le
système capillaire est résistant, et qu'il est des individus chez lesquels le cœur et le cerveau peuvent
supporter long-temps l'action de ce fluide sans
danger.

La seconde observation sera encore pour tous les Esculapes du jour une inflammation des poumons; et où en est la preuve? dans l'oppression sans doute. Mais trop de sang accumulé dans le système capillaire pulmonaire peut donner lieu à ce symptôme, et aura-t-on pour cela une inflammation? Si l'on analyse les autres symptômes, il n'en est pas un qui prouvera que la maladie fût une phlegmasie, et c'est toujours en ne simplifiant pas l'organisme, en ne remontant pas à chaque vie souffrante, qu'on donne à nos maux un caractère qu'ils n'ont pas.

Dans la troisième observation, la toux, l'expectoration sanguine et quelques douleurs pleurétiques peuvent bien faire soupçonner une phlegmasie d'un poumon, avec engorgement du système capillaire pulmonaire; mais on n'en trouve encore nulle part la preuve positive, et l'on n'a des données certaines que sur l'engorgement; car on peut tousser, cracher le sang et ressentir des douleurs, sans qu'il existe phlegmasie des poumons; et tenons le même langage sur la quatrième observation. Quant aux douleurs pleurétiques, il n'est pas besoin de dire qu'elles ne tenaient pas à des phlegmasies de la séreuse, je me suis assez étendu dans mon examen sur ce sujet.

Passons maintenant au traitement. Un broussaisien eût partout agi comme dans la troisième observation, et à coup sûr (et cet *à coup sûr* n'est pas celui du numéro 71), l'on eût fait quatre victimes, puisque le sujet où les antiphlogistiques ne réussissaient pas, présentait le plus de chances de succès. Mais ici, comme ailleurs, le génie physiologique du Val-de-Grâce se montre à nu, et pendant qu'il détruit la

vie par des saignées, lui qui a proclamé le bouillon un poison dans la gastrite, il ordonne les potions nourrissantes! Et puis conciliez, si vous pouvez, ce génie avec lui-même. Si c'eût été l'éclectique
Andral, nécessairement quand il rapporte comme un
modèle de pratique le cas où, pour une légère pleu-
résie, on soustrait en trois jours plus de cent onces
de sang qui tuent le malade, on n'est pas exagéré en
avançant qu'aucun de ces malades n'eût vécu entre
ses mains. Ici, comme dans les fièvres les plus graves,
on s'aperçoit que, lorsque je suis systématique, mes
malades sont en danger, tandis que le contraire a
lieu quand je suis mes principes. Et pourquoi cela ne
serait-il pas? En appliquant partout la marche générale de la nature, je dois obtenir les mêmes résultats. J'ai eu occasion de traiter beaucoup de ces maladies, et sur ce terrain comme sur celui des fièvres,
il m'est possible de guérir en bien moins de temps
que par tous les autres moyens curatifs; je ne puis
même croire à un revers, à moins qu'il n'existe une
altération profonde avant l'apparition du mal. Aussi
notre nécrologie n'est pas forte, et au lieu de compter un treizième de morts, comme les médecins,
nous pouvons compter au plus le six-centième, et
celui qui succombe ne fut pas martyrisé par les sinapismes, les vésicatoires, etc.

Choléra-morbus.

1re *observation.* Il existe une forme isolée, située
entre Nesle et Coulonges, près de Fère-en-Tardenois,
et que cultive M. Balbieu fils. Ce monsieur était

père d'un enfant très-fort et âgé de près de deux ans.
Ce petit garçon tomba malade dans le mois de juin
1820, et il éprouva presque aussitôt des vomissemens
fréquens. Je suis appelé le lendemain de l'apparition
du mal, et sa position est la suivante : sueur froide
presque générale, langue très-humide, vomissemens
constans de toute espèce de tisanes, soupirs profonds
et fréquens après les vomissemens, pouls petit et lent,
entendement anéanti, yeux renversés, état convulsif
général.

Tel était cet intéressant malade. Toujours imbu de
la doctrine broussaisienne, je ne reconnais dans cette
maladie qu'un choléra-morbus dépendant d'une vaste
phlegmasie des viscères de la digestion. Dans cette
persuasion, je fais appliquer des sangsues sur l'épigastre, j'ordonne des bains émolliens doux ; le malade
y reste plongé des heures entières ; je fais faire usage
de limonade gommée froide en très-petite quantité,
et le mal empire pendant tout le jour. La nuit devient encore plus orageuse ; je persévère dans mes
moyens curatifs, et le malade succombe le deuxième
jour du traitement.

2ᵉ *observation*. Au mois d'août 1823, madame
Froust, demeurant rue Saint-André-des-Arts, n° 41,
à Paris, me fit appeler pour un de ses garçons, âgé
de neuf ans, qui était tombé gravement malade. A
mon arrivée il était dans l'état suivant : sueur froide
à la tête et sur la poitrine, langue humide et pâle,
vomissemens continuels, selles fréquentes et liquides,
teint plombé, pouls filiforme et souvent effacé, yeux
renversés, nulle connaissance des corps environnans,
état convulsif général.

Cet enfant avait beaucoup joué avec plusieurs de ses camarades, le matin, dans la cour de l'hôtel, et c'était immédiatement après avoir cessé les jeux que le mal avait débuté par un frisson général. A cette époque, je n'étais plus broussaisien, et j'étais par conséquent plus capable de bien faire que par le passé. Comme j'avais un peu tardé à arriver, un autre médecin était déjà présent : c'était le fils de l'ancien rival de Desault, rival infortuné, car on ne parle plus de lui depuis longues années. Le fils n'était pas plus heureux et ne le sera vraisemblablement jamais, quand même à son savoir il ajouterait *toute la sublime analyse du physicien, son frère*; car il ne vit dans cette maladie qu'une *affection vermineuse*, et pour remède il proposa le jalap. Tel père tel fils, et tout cela, comme on voit, n'est pas de la race d'Esculape. Je lui fis observer qu'une masse de vers, comme celle qu'il supposait, ne débutait pas de la sorte; que le jalap allait être funeste; et pour être plus bref, je lui demandai si, avec une médecine pareille, il espérait la guérison. Sa réponse ayant exprimé qu'il envisageait la mort comme prochaine, je lui dis que j'étais un peu plus hardi, et que j'espérais le contraire en peu de temps. Maître d'appliquer mes principes, j'agis en conséquence : je suspens surle-champ les vomissemens; en quelques momens, je rétablis la calorification, et trois heures après, le malade éprouve tous les symptômes de la période d'une fièvre inflammatoire intense ; la soif est vive et la raison parfaitement saine. Cet enfant demandait à grands cris de l'eau pure et froide; j'avais averti la mère du danger que son enfant courrait si

on l'écoutait; mais, attendrie, elle satisfit à ces désirs pendant mon absence, et le mal reparut. Dans
cet embarras, on a recours aux moyens curatifs dont
je m'étais déjà servi, et les symptômes cessent encore. C'était à onze heures du matin que j'avais vu
le malade pour la première fois, et à cinq heures du
soir, il riait dans son lit en accusant néanmoins une
légère soif. La nuit fut très-calme; le lendemain au
matin, il commença à prendre quelques alimens,
et, à compter de ce moment, il marcha rapidement
vers la santé.

J'aime à citer pour prouver que j'ai raison d'accuser la médecine broussaisienne d'être funeste, et,
dans le choléra-morbus, qui ne peut exister sans dé-
buter par des symptômes fébriles, nous trouvons une
preuve de plus de cette vérité. Dans le premier cas,
j'ai aggravé sur-le-champ le mal en diminuant les
forces organiques et en enrayant de plus en plus
les fonctions du système capillaire; et dans le second,
en suivant une route inverse, j'ai obtenu des résultats différens. On ne dira pas que je ne fais que modifier la première théorie; on serait dans l'erreur :
non-seulement j'ai éloigné toute espèce de saignée, les
bains et les limonades, mais j'ai été jusqu'à indiquer
la position que le malade doit prendre dans un tel
cas, ce à quoi nul médecin ne pense jamais.

J'ai eu occasion de traiter plusieurs choléra-morbus; et, depuis que je ne suis plus systématique, je
ne puis croire que ces maladies soient dangereuses,
à moins qu'elles n'existent depuis longtemps et que
l'organisme ne soit entièrement épuisé par les vomissemens et le défaut de nutrition. Cependant aurait-

on ces succès en reconnaissant dans le choléra-morbus une phlegmasie? Non, et encore non, et jamais ils ne seraient aussi prompts.

Dyssenterie.

1re *observation*. Dans le courant de septembre 1825, on me pria de donner mes soins à M. Ducruix, marchand de vin, demeurant à Bercy, près de Paris. Sa maison se trouve la première à droite en sortant de la barrière. C'était un homme d'une trentaine d'années et d'une bonne constitution. Il éprouva des frissons, des lassitudes, des pesanteurs, et ensuite une chaleur vive, de la soif et un défaut d'appétit dans les premiers vingt jours. Les médecins ne virent dans ces symptômes qu'une gastrite, et les sangsues, les limonades furent constamment employées. Par l'usage de ces remèdes, les forces diminuèrent; le malade éprouve enfin des envies d'aller aux selles, celles-ci deviennent fréquentes; bientôt elles sont mêlées de sang, et l'on a beau saigner, recourir aux laveniens émolliens, prescrire de l'eau de riz et des potions narcotiques, la maladie devient intense, et les symptômes suivans existaient le trente-troisième jour : la chaleur était vive et âcre au toucher; à l'approche de la nuit, elle diminuait et faisait place au frisson; la peau était aride et terreuse, les joues couleur de paille, la langue pâle, la bouche pâteuse, les urines rares et claires, la soif prononcée. Le malade éprouvait des selles continuelles, muqueuses, jaunâtres et sanguinolentes; la moindre substance nutritive, une cuillerée même de tisane les augmentaient;

le mouvement du corps produisait seul le même effet ; le pouls était petit, serré et très-fréquent ; les yeux réfléchissaient la tristesse ; si le malade s'assoupissait, des paroles incohérentes étaient entendues, et la prostration était complète.

Voilà la position du malade, et que tentera-t-on pour le guérir ? la saignée, les antiphlogistiques, la diète la plus rigoureuse ; mais, depuis trente-trois jours, le malade est soumis à ce traitement. Quel parti prendre dans les connaissances actuelles ? celui des médecins des Quinze-Vingts, d'avouer que l'on n'a plus d'espoir. Compulsez les ouvrages des systématiques, mettez en pratique leurs fausses idées, bornez votre savoir au leur, et quand vous ne réussirez pas, annoncez gravement que la phlegmasie est au-dessus des ressources de l'art, et, avec ce talent, vous serez au niveau de tout le monde, d'un officier de santé comme d'un académicien. Anciennement, on faisait des ordonnances à la toise ; aujourd'hui, elles sont très-courtes, mais elles sont néanmoins plus funestes. Anciennement, on était un grand Esculape quand on ordonnait à la fois, en mauvais latin, trente drogues différentes. Aujourd'hui, celui qui ne sait que saigner et toujours saigner est le grand pontife médical ; mais aujourd'hui, comme anciennement, avec un savoir aussi *difficile*, on n'en est pas moins un sot bien dangereux. Cependant si, au lieu d'être aussi pitoyable, on étudiait l'organisme ; si, comme dans le cas présent, par exemple, on remarquait que tout le système capillaire a été d'abord affecté, et qu'à la fin l'une de ses régions réagit contre la cause morbifique, que cette région ne suffit pas pour amener

la guérison, jamais on n'aurait ajouté à la cause
première par le traitement antiphlogistique et cherché à enrayer un effort organique conservateur,
en portant des remèdes contre un être vague, la
dyssenterie. En agissant ainsi, on eût été heureux, et c'est en effet ce que dit l'expérience ;
car, en me conformant à ces principes, le malade a
éprouvé un mieux sensible dans les premières vingt-
quatre heures, et, en moins de quatre jours, il a
touché à sa convalescence, qui a été bientôt suivie de
la santé.

Rhumatismes ou inflammations des synoviales.

1re *observation*. Il est, près d'Oulchi-le-Château, un
village appelé Lanoy, dont dépend une vaste ferme
située à l'écart, exploitée par un cultivateur appelé
Lami. Ce monsieur, âgé de quarante-cinq ans, d'une
taille élevée et d'un tempérament bilieux, se plaignait
depuis plusieurs mois, au commencement du mois de
février 1828, de ne plus avoir d'appétit, d'éprouver
un malaise général et de tomber dans le marasme.
Pendant tout ce temps, il consulta un chirurgien qui
était abonné aux *Annales physiologiques ;* et comme
ce docte avait lu et relu dans ces fatras d'inepties
que les sangsues et l'eau fraîche étaient le remède à
tous nos maux, il tint ce malade à ce traitement. Au
mois de février, la maladie devint plus grave, une
fièvre inflammatoire violente parut, et quelques
jours après, les symptômes de la maladie étaient
les suivans : la chaleur animale brûlante, la peau
aride, la langue sèche, les urines rares et rougeâtres,

(90)

les selles nulles, toutes les articulations douloureuses,
surtout celles des genoux, qui étaient gonflées, ainsi
que celles du gros orteil; tout mouvement rendait
aiguës ces douleurs; la langue était noire, la respiration large et accélérée, les yeux brillans, la parole
vive; le délire existait souvent, tout sommeil était
inconnu, et le malade restait couché sur le dos.

Les sangsues et l'eau pure avaient peu réussi :
je ne vis dans la maladie qu'une affection profonde
du système capillaire, compliquée d'une cessation
de fonctions des exhalans des synoviales, et partant
de ces idées, j'appliquai la médication convenable.
Le quatrième jour, la langue était humide, les articulaires moins douloureuses; et, quoique la langue fût
noire, ne pensant qu'à la nature du mal et non aux
systèmes, je stimulai les voies digestives à plusieurs
reprises différentes dans une semaine; chaque jour,
l'amélioration devint plus forte, et en quinze jours
le malade fut convalescent.

La maladie fut sans doute fort longue; l'organisme
était profondément altéré, et supposons qu'on eût
criblé les genoux de sangsues, qu'on eût administré
l'eau pure, alors l'économie déjà épuisée ayant ses
principales fonctions enrayées par de tels remèdes,
le malade eût sans doute succombé; ou, moins malade,
il eût souffert tout l'hiver, comme cela se voyait en
1816 au Val-de-Grâce, à la salle des officiers. Et
puis, qu'on nous vante l'eau pure et les sangsues, les
épithèmes émolliens, etc. !

Péritonites.

1re *observation*. Une dame demeurant à Oulchi-la-Ville, près de Fère-en-Tardenois, fut atteinte d'une fièvre, suivie, presque aussitôt son développement, d'une péritonite. Agée d'une quarantaine d'années et douée d'une forte constitution, elle attribuait sa maladie, qui était peu grave, à une grande fatigue. Je fus appelé pour lui donner mes soins; c'était pendant le printemps de l'année 1820, époque où j'étais encore broussaisien. Je ne vis d'autre remède contre la maladie que les sangsues, les épithèmes émolliens et tout l'ensemble du remède antiphlogistique. Je rappellerai néanmoins que je leur faisais subir plusieurs modifications; ainsi je n'appliquais que peu de sangsues à la fois, parce qu'à l'Hôtel-Dieu de Paris j'avais eu occasion de remarquer fréquemment qu'aussitôt que, dans ce cas, on couvrait l'abdomen de sangsues, le mal faisait de rapides progrès, et que constamment la mort en était la suite. Quant aux tisanes, je les administrais encore en petite quantité, parce que les malades ne pouvant les supporter, je pensais qu'elles étaient dangereuses.

Malgré ce traitement, cette dame eut grande peine à guérir; elle resta malade au moins pendant douze à quinze jours, et je suis convaincu qu'elle aurait succombé si j'avais suivi à la lettre les théories actuelles contre cette maladie.

2e *observation*. Pendant l'hiver 1823, une femme du village d'Houalé, près Fère, fut atteinte d'abord de la fièvre, et trois jours après, elle se plaignit de douleurs du ventre. L'on me pria de lui porter mes secours. Elle était âgée de trente-six ans, et elle habitait une maison située dans une vallée très-humide et toujours très-fraîche. C'était à la suite d'une marche pénible qu'avait paru la maladie. Je l'observai dans l'état suivant à ma première visite : elle éprouvait un frisson général très-prononcé, la peau était aride et terreuse, la langue humide et pâle sur toute sa surface, les narines sèches et noirâtres, les urines rares, la soif nulle, l'appétit nul, les nausées presque continuelles, et toute espèce de liquide causait des pesanteurs épigastriques, augmentait ces nausées, et n'était digéré qu'avec de grandes difficultés; la constipation était complète, tout l'abdomen douloureux, surtout par la pression; ces douleurs étaient aiguës, mais sans sentiment de chaleur, et n'existaient que lors de l'inspiration; le ventre était balloné, la respiration très-courte, précipitée, le pouls fréquent et petit, les traits de la face grippés, la figure allongée, la raison très-saine, et la malade se tenait couchée sur le dos, penchée un peu en avant.

Dans ce cas de péritonite, je me bornai à traiter d'abord l'affection morbide générale, et ensuite l'altération des fonctions du péritoine. Un docteur en médecine, que je rendis témoin de l'application de mes principes, peut se convaincre que je ne me servis ni de sangsues, ni d'épithèmes émolliens, et il est positif que la malade éprouva un mieux sensible dans les premières heures du traitement, que l'amélioration fut très-forte le second jour, et la guérison complète le cinquième.

Qu'on compare maintenant la différence des succès,

et en partant du fait lui-même, on sent que la médecine dite physiologique n'est pas la médecine par
excellence. Si ensuite on raisonne la nature du mal,
on demandera pourquoi l'on n'a pas admis une
maladie antérieure, dans ce cas, à la péritonite?
Est-ce que constamment les muscles des viscères
digestifs ne diminuent pas leur contractilité, et la
péritonite, telle qu'on la fait, n'est-elle pas amenée
par cette affection? Si ensuite on part de la structure
du péritoine et de sa destination, peut-on penser,
sans être combattu par l'organisme lui-même, que
cette maladie soit une phlegmasie, dès son début surtout? Ensuite n'est-ce pas une singulière phlegmasie,
celle qui, couvrant tout l'abdomen, se forme en quelques momens et disparaît de même? Tout bien considéré, c'est un être abstrait; on n'apprécie pas la
nature du mal, et le traitement n'étant que la conséquence de la théorie erronée, on est des plus dangereux. Un malade est épuisé par la fièvre, souvent avant
cette dernière, et n'est-ce pas une folie d'ajouter à cet
épuisement par tant de sangsues? les organes ne per-
dent-ils pas alors tout moyen de réaction? Ensuite ces
piqûres des sangsues sont-elles bien favorables à la
guérison, ainsi que les épithèmes froids ou doux,
tout comme on voudra? Qu'on considère l'exaltation
de sensibilité des exhalans du péritoine et leur con-
nexion avec la peau, et l'on sera convaincu que tout
le traitement antiphlogistique est ici, comme dans le
choléra-morbus, entièrement nuisible.

Emphysème spontané.

Pendant la durée de la fièvre, le tissu cellulaire est également sujet à s'affecter comme les synoviales et les séreuses, et la raison en est simple quand on connaît la nature de la fièvre et la trame du tissu cellulaire. Je vais en rapporter deux exemples. Il existe près de Fère une commune appelée Nesle ; elle est en général humide. J'y donnais mes soins en 1821, vers la fin de l'automne, à un nommé Parel père. C'était un homme d'une cinquantaine d'années et d'une forte constitution. Un jour de cette saison, il éprouva alternativement du chaud et du froid ; le soir, il frissonna, ressentit un malaise général ; le lendemain, cet état continua avec dégoût et une légère altération, se prolongea jusqu'au troisième jour, et le quatrième, tous ces symptômes furent remplacés par un gonflement général très-prononcé, depuis la tête jusqu'aux pieds. La peau était très-sèche, terreuse ; le malade n'éprouvait aucune douleur par la pression, ne ressentait pas la pesanteur qui existe dans l'anasarque : l'ouverture des paupières et de la bouche était diminuée et les bourses augmentées de volume plus que les autres régions en proportion. Le malade éprouvait de la faiblesse et vaquait presqu'à ses occupations ordinaires.

J'applique vite des sangsues, je recommande la diète, et je fais plonger le malade dans les bains presque froids. Vaine médication, le mal reste le même ; et j'ai beau recourir aux mêmes remèdes, ma science échoue, et le malade, délivré de son médecin après une quinzaine de jours de traitement, finit par guérir tout seul.

Au printemps de l'année 1822, une autre maladie pareille, mais plus intense, parut chez madame Lesaint la jeune, marchande à Fère-en-Tardenois. Cette dame, d'un tempérament lymphatique-sanguin, était âgée de vingt-quatre ans. Elle fut d'abord atteinte de la fièvre qu'elle attribuait à des courans d'air froid. Cette maladie générale exista seule pendant quelques jours. Vers le cinquième jour du mal, de nouveaux symptômes parurent et constituèrent l'état suivant : la chaleur était vive, la peau sèche, la langue humide, et tout le derme, depuis la racine des cheveux jusqu'au bas de la poitrine, fortement distendu ; les paupières étaient très-gonflées, les lèvres, d'une épaisseur démesurée, la bouche presque oblitérée et les bras, tuméfiés. La pression ne causait aucune douleur, l'appétit était nul, la déglutition douloureuse ; la malade éprouvait une toux sèche peu fréquente, le pouls était dur et dans toute son intégrité.

J'étais alors revenu et bien revenu de la médecine de Broussais, et véritablement parlant, je n'avais plus pour elle que du mépris. J'agis donc bien différemment que dans le cas précédent ; je combats la fièvre d'après les principes que j'ai tracés ailleurs, et laissant là les saignées générales et locales, les épithèmes émolliens, et la dégoûtante eau gommée, ma malade éprouva un mieux notable en quelques heures, et revint à la guérison en trois jours.

Ce gonflement du tissu cellulaire n'est pas sans

doute un emphysème. Serait-ce une inflammation?
Une inflammation sans appel de sang, sans douleur
et dans une aussi vaste région, est impossible. Mais,
pour les broussaisiens et les éclectiques, cette opinion
que j'émets, quoique puisée dans les faits, sera
fausse; et puis inclinez-vous devant leur génie! D'ailleurs, une inflammation dans un tissu d'une destruction aussi facile, et qui cependant reste intact, n'est-
elle pas plus que ridicule? Le traitement vient ensuite à l'appui de cette opinion; les sangsues et les
antiphlogistiques ne guérissent que difficilement et
aggravent souvent le mal, ce qui ne devrait pas être,
si c'était ce qu'on dit. Broussaisiens, et vous éclectiques, qui auriez vu ici plusieurs inflammations,
ayant même peut-être un caractère de spécialité,
plus je pense à vos théories et à vos remèdes, et plus
je vous reconnais pour les enfans de cette déesse qui
louche et médit.

J'aurais désiré terminer ce paragraphe par des faits
qui prouveraient que la fièvre cérébrale est impossible et n'existe que dans la tête de ses inventeurs, et
que dans l'apoplexie, les saignées trop multipliées
entretiennent le mal; mais encore une fois je dois
être bref, et je passe à un autre sujet.

CHAPITRE II.

HÉMORRAGIES.

Les hémorragies sont des maladies très-communes ; leur nature semble être connue et leur traitement rigoureux, et cependant qu'il y a loin de ces idées à la vérité ! Je vais baser sur des fais ce que j'avance.

1re *observation.* Près de Fère-en-Tardenois, il existe un village qu'on nomme Lapoterie ; il dépend de la commune de Coincy. Dans cet endroit existe une dame appelée Courtaux, âgée de vingt-quatre ans, et d'une bonne constitution physique. Dans le printemps de l'année 1819, elle éprouva une hémorragie utérine à la suite d'un accouchement. Cette maladie parut quinze jours après ce dernier. On administra les remèdes ordinaires en pareil cas, des corps froids sur l'hypogastre et des boissons acidules. La maladie parut cesser, mais elle se renouvela quelques jours après pour la seconde fois. Cette maladie alarmait les parens, et je fus chargé de la traiter. A dire vrai, à cette époque je me bornais à la pratique des moyens connus dans ce cas, quoique, pendant que j'étais élève, je me fusse créé une théorie différente de celle connue, sur l'action de ces remèdes. J'ordonnai donc l'application constante des corps froids sur le bas-ventre, des demi-lavemens émolliens froids, et des tisanes gommées acidules à une température froide aussi. On sentait au toucher une tumeur énorme dans le ventre, ce qui annonçait que la matrice n'etait pas revenue sur elle-même. Dans ces circonstances, j'eus le même succès que celui que l'on avait obtenu déjà; la maladie disparut pendant deux jours, mais le troisième elle recommença avec une violence extrême. On m'avertit du danger que courait la malade; j'arrive, et voici dans quel état je l'observe : tous les traits physiques réfléchissaient la pâleur du cadavre; la chaleur animale était nulle aux extrémités; les yeux vitreux et à demi ouverts, toute connaissance intellectuelle anéantie, la respiration et le pouls nuls.

Cet état physique était plutôt, comme on voit, celui du cadavre que d'un être vivant. Aussitôt reconnu, j'enlève les couvertures pour m'assurer si le sang coulait encore, afin d'avoir quelque espérance de ranimer cet être. J'acquiers en effet la certitude de cet espoir, et au même instant, comme si le malheur venait nous inspirer, je me rappelle toute ma théorie sur ce sujet; je jette au loin les corps froids qui couvrent l'hypogastre, et m'emparant de l'un des nouveaux moyens les plus énergiques pour combattre le mal, et que le hasard fait tomber sous ma main, je l'applique aussitôt; il fait merveille : au même instant le sang cesse de couler; dans quelques momens, le pouls, quoique filiforme, se fait sentir, il reste long-temps dans cet état; la calorification suit le même développement, et, après quatre heures de soins continuels, j'obtiens l'espoir que j'avais conçu.

La quantité de sang que la malade avait perdu était immense, et il est positif que, s'il eût coulé peut-être une minute de plus, la mort eût été certainee. Cette amélioration obtenue, je fis continuer l'usage des corps que je venais d'employer ; à l'aide de ces moyens, madame Courtaux put prendre, dix heures après le commencement de leur emploi, quelques cuillerées d'un lait de poule, et les forces reparurent insensiblement, sans aucun retour du mal, à mesure que l'on continua à donner des alimens en raison de l'état organique.

2e *observation*. Coan est une petite commune située dans une vallée près de Fère. Un jeune homme, qui demeurait dans cet endroit, éprouvait depuis plusieurs jours un épistaxis continuel. On lui prodigua pendant tout ce temps tous les secours connus ; son nez, sa figure restaient constamment couverts de corps froids. On me fit |venir pour le traiter. A mon arrivée, il était si faible qu'il avait éprouvé dans la journée de fréquentes syncopes. J'avais été à l'école de l'expérience, j'en profitai pour ce cas, et au même instant de l'application des remèdes, dont je viens de donner plus haut une idée, et dont je porte l'action sur telle ou telle région, selon le siége du mal, l'hémorragie fut arrêtée pour toujours.

3e *observation*. Dans le courant du commencement du printemps de 1821, M. Duval fils, cultivateur à Oulchi-la-Ville, était gravement malade. Ce monsieur, âgé d'une trentaine d'années, et d'une constitution délicate, se plaignait depuis six ans d'une toux et d'une expectoration fréquentes. Les crachats qu'il rejetait étaient gris-cendrés, ressemblant à des blancs d'œufs et parfois teints de sang. Malgré cet état morbide, qu'accompagnait une grande oppression, l'appétit était naturel, les nuits tranquilles, et le malade vaquait à ses occupations. Près de l'époque que je viens de désigner, l'expectoration s'accrut et elle fut accompagnée d'hémorragies pulmonaires fréquentes. On appela deux hommes de l'art, qui, déjà devenus broussaisiens, ne concevaient d'autre mérite en médecine que celui de saigner et de prodiguer par conséquent les antiphlogistiques. M. Duval fut donc soumis à ce traitement pendant cinq mois. L'expectoration s'accrut, avec elle l'hémoptysie, et le malade fut enfin regardé comme dévoué à une mort certaine. Prié de le visiter dans ces circonstances, voici quel était son état : il éprouvait un sentiment de froid; la peau était pâle, la langue humide et d'une blancheur peu ordinaire, la respiration embarrassée, la parole mourante, la toux très-facile et accablante, les crachats très-fréquens, mais couleur de blancs d'œufs ; souvent un sang pur et abondant les remplaçait, et le malade venait d'en perdre une grande quantité, quoique la veille il eût subi une saignée générale copieuse. Il accusait surtout deux sensations pénibles, l'une par laquelle il lui semblait qu'il éprouvait un corps étranger situé derrière le sternum et au sommet de cet os, et qui l'excitait à la toux; c'était de ce point, disait-il, que partaient les crachats. L'autre était rapportée à l'appendice xiphoïde; elle était douloureuse au moment surtout de la toux; mais ni l'une ni l'autre n'étaient suivies d'aucun sentiment d'ardeur. Il se plaignait aussi d'une grande oppression, qui augmentait, ainsi que la toux et l'expectoration, aussitôt qu'il éprouvait quelque mouvement, qu'il quittait son lit, ou qu'il s'y tenait assis. Le pouls était fréquent et irrégulier,

les yeux et les joues caves, la raison saine et la prostration complète.

Tenant compte de la nature de la toux, et quant
à l'hémorragie, ne la jugeant que comme l'effet de la
première, je changeai tout le traitement suivi jusqu'à
ce jour, et, en appliquant mes principes, je fus heureux; le malade éprouva un mieux sensible dans
l'espace de vingt-quatre heures. J'avais été appelé
pour donner mes soins au malade, et, comme l'on
avait oublié de contre-mander le médecin de Soissons, le hasard voulut qu'il y eut une consultation. Le
malade était mieux, et cependant j'avais mal agi; le
docteur ne voyait que phlogose dans tout le mal, et
j'avais eu grand tort d'ordonner quelques alimens et
de stimuler la muqueuse intestinale. Le dernier point
surtout lui paraissait antiphysiologique, parce que
les poumons ayant une muqueuse, je surirritais
ceux-ci. Je lui fis observer que tout ce qu'il disait
n'avait pas le sens commun; que les hémorragies pulmonaires, pas plus que les autres, ne tenaient à des
phlogoses, et que, quant à l'irritation par sympathie,
lorsque j'agissais sur les gros intestins, tandis que le
mal était aux poumons, je n'y voyais rien autre
chose, sinon qu'il était étranger à l'anatomie générale, et je terminai ma réfutation par l'observation
du mieux que j'avais obtenu, observation qui à elle
seule démentait sa théorie. Mais c'était un membre
du jury médical, et comme tous les médecins titrés
sont des *docteurs inspirés*, il affirma que d'ailleurs
tout remède était inutile. Sa prophétie fut si véri-
dique, que le malade continua à aller de mieux en
mieux, et que depuis il n'a cessé de jouir d'une santé

ordinaire; et puis fiez-vous aux médecins broussaisiens et aux prophéties des membres du jury médical.

Je pourrais ajouter d'autres faits à ceux qui précèdent; mais qu'importe le nombre? ceux-ci suffisent,
je pense, pour prouver que le système médical
actuel est faux dans ce genre de maladies comme
dans tous les autres, et je passe à quelques réflexions.
Dira-t-on qu'il existait une phlegmasie de matrice
dans la première observation? Madame Contaux
n'éprouvait aucune espèce de douleur. D'ailleurs,
si l'on juge l'étendue d'une phlegmasie par son effet,
celle-ci devait être intense, et cependant elle ne manifeste pas les symptômes qui la caractérisent.
Ces idées ne sont pas admissibles, et c'est parce qu'elles
étaient chez moi, que je conduisais vers la tombe
cette malheureuse mère de famille. Au contraire, si
dans ce cas on remonte à l'état organique de la matrice après les couches, à la disposition de ses exhalans à admettre le sang, et à la disposition de ce
dernier dans ces mêmes cas où la matrice reste dilatée, il est bien évident que, par des corps froids
appliqués sur la région pubienne, on attire le sang
dans cette région par la réaction de la calorification
que cause le froid; que ce sang n'est pas décomposé,
comme il devrait l'être, à cause de l'influence de ce
froid sur les exhalans et les sécréteurs, et que, nécessairement, il est corps étranger pour des vaisseaux
qu'il irrite, d'où naît leur réaction, et par conséquent
l'hémorragie.

Sans doute on guérit parfois, et l'on se rend
compte de ce fait en réfléchissant à la non-réaction

de la calorification par suite du froid ; mais ce moyen ne peut avoir constamment cet effet, et si, pour la rendre inerte, l'on a recours à l'application de la glace dans l'utérus, en pensant aux dangers que court la malade dans ce cas, surtout à la suite des couches ; tandis que par les moyens qu'il indique, il est si facile d'avoir des succès, même dans les cas les plus terribles, j'avoue, dans toute ma simplicité médicale, que le premier chirurgien du Roi, qui donne cet exemple, fournit, par le fait, la preuve qu'il est le dernier des médecins de France.

En appliquant mes principes, on est aussi simple qu'heureux ; et si je ne craignais d'être long, je pourrais citer encore, pour les hémorragies de l'utérus, dix belles observations, et entre autres celle d'une femme d'une quarantaine d'années, qui, depuis dix-huit mois, éprouvait des pertes continuelles, qui n'ont disparu que par le traitement que je suis actuellement ; mais c'est inutile, et je réponds à l'objection que l'on me fera de ne pas avoir employé chez madame Courtaux des dérivatifs. Mais le devais-je ? Ne m'avait-on pas appris que les mouches à vésicatoire augmentent les inflammations, surtout celles qui sont vastes ? et d'ailleurs, en me peignant d'abord une inflammation aussi vaste, n'était-ce pas faire injure au sens commun que d'aller compter sur ce moyen curatif ?

Quant à la seconde observation, ce que j'ai dit de l'action nuisible des corps froids dans ces cas, trouve également ici son application. C'est par eux qu'on fait le plus grand mal, et cependant, si l'on connaissait ce dernier, les emploirait-on ? Non sans doute, et surtout là où l'on ne peut admettre la moindre phlegmasie, ni une altération organique des exhalans du nez, antérieure à l'apparition du mal. Quand je pense à ce dernier, que je réfléchis sur sa nature, j'avoue que Belloc, en inventant sa sonde pour arrêter les épistaxis, donna la preuve positive qu'il était un homme étranger à la connaissance réelle du mal. Disons plus, c'est que, loin d'être utile, elle est nuisible en aidant à accroître la susceptibilité d'un organe devenu déjà trop sensible. Cette sonde n'est plus dans ma trousse, et je puis assurer qu'elle sera complètement nuisible pour celui qui connaîtra mes principes. Une autre vérité que nous pouvons publier encore, c'est qu'avec eux il est impossible de concevoir que l'on puisse mourir d'hémorragie.

J'arrive au troisième cas, qui est des plus graves. Les médecins ne s'imaginent que phlegmasies aussitôt que l'on expectore; et pourquoi n'ont-ils pas la même idée lorsque la sueur est abondante? Est-ce que partout les humeurs ne sont pas expulsées par le même système? Si, comme je l'ai écrit dans mon examen, on étudiait bien les rapports des organes entre eux et l'influence qu'ils exercent les uns sur les autres, on ne tomberait pas dans ces erreurs. M. Duval est la preuve de ce que j'avance. Si l'on eût déterminé au juste le genre d'expectoration, la cause par laquelle ce symptôme avait lieu, jamais on n'eût été aussi prodigue du sang; disons plus, c'est qu'on eût suivi une route inverse et avec succès, ainsi que le prouve notre traitement.

S'il est vrai que toutes les hémorragies pulmonaires ne demandent pas le même traitement, il en est de

même des autres variétés. Un jour, je fus appelé pour
donner mes soins à M. Tissot, graveur sur verre,
passage de l'Opéra, à Paris. Ce monsieur, d'un mérite rare dans sa partie, et d'ailleurs d'une intelligence peu commune, se plaignait de tous les symptômes d'une fièvre inflammatoire, avec un pouls
très-large, plein et très-fréquent. Je lui dis que, si
l'on ne le saignait pas à l'instant même, il allait éprouver une hémorragie nasale : quelques minutes s'é-
coulent, la saignée n'est pas pratiquée, et ce que
j'avais prédit arriva. Dans le courant de sa maladie,
je lui fis trois fois la même prédiction et trois fois
j'eus raison. Voilà un fait, et dans ce cas on ne
traitera pas sans doute le mal comme on le ferait
s'il était indépendant de la fièvre. D'un autre côté,
si l'on regardait ce mal comme inflammatoire, en
partant de cette opinion pour le traitement, on serait
très-funeste ; car on ne ferait que rendre la fièvre
plus violente, en supprimant davantage l'action du
système capillaire où elle réside exclusivement.

J'aurais désiré rapporter des faits relatifs aux hémorragies gastriques et intestinales, à celles qui sont
hémorroïdales, etc., et démontrer que les corps
froids et l'eau pure contre ces maladies les entretiennent, surtout les dernières, auxquelles ils donnent
même souvent naissance, et qu'on ignore surtout
les rapports que les organes doivent avoir entre eux
dans le traitement de ces maladies ; mais je serais
trop long, et je passe à d'autres observations.

CHAPITRE III.

DARTRES ET TEIGNES.

Nous plaçons ces deux espèces de maladies dans le même article, parce qu'elles sont dans le fond les mêmes.

ARTICLE PREMIER.

Dartres.

J'ai écrit dans mon examen que la peau était un organe, et qu'il fallait, pour bien connaître les maladies dont elle est le siége, rallier chacune d'elles à l'un des tissus qui la composent. Peut-on, en effet, comprendre sous la même dénomination de phlogose la rougeole et la variole ? Eh bien, il en est de même des dartres; elles ne sont pas toutes des phlogoses. Voici des faits.

1re *observation.* M.*** est un marin de profession, très-robuste, jeune et vivant dans les excitans. Il fait des longues courses maritimes, et au mois de septembre 1827, il ressent une espèce de chaleur à la peau; celle-ci est saine; et partout, moins à la figure, aux mains et aux membres inférieurs, on observe de petits espaces rouges, comme si c'était une faible rougeole dont il serait atteint, et leurs bords présentent les restes d'une membrane grisâtre très-mince et que l'on reconnaît être l'épiderme. Si l'on frictionne fortement quelques régions, on détache facilement de ces débris épidermoïques, et la portion du derme qu'ils laissent à jour a la couleur rouge comme les autres espaces. Le malade n'éprouve d'ailleurs aucune douleur.

2e *observation.* Madame ***, demeurant à Lille, âgée de quarante ans, a une vie très-sédentaire. Douée d'une forte constitution, elle éprouve, depuis des années, une vive démangeaison au pied droit, et le talon de cet organe est privé de son épiderme dans plus de la moitié de son étendue. Les bords de la portion restante sont coupés perpendiculairemeut, et là où l'épiderme n'existe plus, l'on observe une couleur rouge tendre qui se trouve néanmoins revêtue encore d'une espèce d'épiderme, puisque cette région n'a pas une couleur vive, et qu'elle n'est douloureuse ni à l'air ni au toucher. Cet état morbide est accompagné d'un prurit très-fort, porté parfois jusqu'à la douleur.

3e *observation.* Madame *****, demeurant à Lille, d'une forte constitution, âgée de trente-six ans, suivant un régime succulent, et ayant une vie plutôt sédentaire qu'active, se plaint, depuis une dixaine d'années, d'une cuisson douloureuse à l'oreille gauche. Cet organe est très-gonflé, ainsi que la partie de la peau qui est située derrière le pavillon et sur le crâne. Toutes les saillies et infractuosités de cet organe ont disparu ; ce n'est plus qu'une masse épaisse dont le conduit externe est bouché par suite de cette tuméfaction; elle est très-douloureuse, rouge sur sa circonférence, et couverte, dans le reste de sa surface, d'une matière épaisse, jaune, grisâtre, qui, détachée par des émolliens, laisse alors voir une surface de couleur d'écarlate et brûlante.

4ᵉ *observation*. Dans le quartier des Bourdonnais à Paris, vint habiter, en 1821, un jeune homme, âgé de dix-huit ans, d'un tempérament bilieux, qui fut chargé de tenir une caisse et d'habiter presque toute la journée dans un rez-de-chaussée humide. Il était dauphinois, et chez lui il se livrait à beaucoup d'exercice, tel que celui de la chasse. En 1822, il se plaint d'éprouver une légère cuisson sur le milieu de la joue gauche, maladie que l'on place au rang des dartres; mais vains efforts, le mal fait des progrès, et en 1824, dans l'hiver de cette année, la joue est douloureuse, tuméfiée légèrement et ulcérée dans son milieu, d'où coule une matière jaunâtre abondante.

5ᵉ *observation*. Le jeune *****, fils d'un négociant, âgé de dix-huit ans, et d'un tempérament lympha-que-sanguin, avait toute sa figure de couleur d'écarlate en 1828, et du milieu de cette surface s'élevaient, d'espace en espace, des furoncles qui avaient leur siége dans le derme seulement. Ils étaient ronds, lents à se former, et ils disparaissaient après avoir fourni une suppuration épaisse et peu abondante, suppuration qui ne diminuait en rien cette rougeur qui n'était nullement douloureuse. L'on remarquait aussi sur le nez, au front et sur les joues, des points noirs d'où sortait une matière épaisse par la pression, et autour desquels se formaient les furoncles. Cette maladie existait depuis cinq ans.

6ᵉ *observation*. Mademoiselle........, âgée de dix-neuf ans, d'une constitution physique peu forte, éprou-

vait, depuis cinq ans, à la figure et surtout au menton, une rougeur considérable non douloureuse, d'où
s'élevaient aussi de petits furoncles peu nombreux.
Une remarque à faire, c'est que le nez, les joues, la
lèvre supérieure surtout et le menton étaient couverts d'une infinité de points noirs qui donnaient à
cette figure une physionomie rebutante.

7e *observation*. M...., demeurant près de Lille,
est un homme de quarante cinq ans, et souffrant
depuis quatre ans d'une dartre qui s'étend aux
deux jambes, légèrement aux deux cuisses et à la
tête. Avant d'éprouver cette maladie, il avait fatigué
beaucoup et éprouvé de grands chagrins. Les jambes
et les surfaces malades des cuisses sont rouges,
douloureuses, la chaleur en est brûlante, et les
parties sont couvertes d'une matière purulente jaunâtre. Dans divers points, il y a destruction de tissu.
A la tête, point de douleur ni de chaleur brûlante;
mais prurit avec exhalation de matière blanche et
qui se détache facilement sous forme de fragmens
ressemblant à du son. Ce malade maigre ne pouvait
supporter la chaleur du lit, et pour se livrer au sommeil, il était forcé de laisser ses jambes exposées au
grand air, après toutefois les avoir légèrement mises
en sang avec ses ongles.

8e *observation*. Mademoiselle....., âgée de treize
ans, d'une forte constitution physique, était atteinte,
depuis plusieurs années, d'une dartre qui se manifestait aux jambes, aux cuisses et aux bras par des plaques larges comme des centimes ou des lentilles,
d'une couleur rose, et accompagnée d'une chaleur
et d'un prurit local léger. A l'épaule, on observait

une rougeur étendue comme la paume de la main, sèche au toucher, et accompagnée des mêmes symptômes que les précédens.

Voilà la description de plusieurs dartres telles qu'elles étaient au jour où j'ai été appelé pour les traiter. Voyons maintenant si ces maladies, si long-temps rebelles et que j'ai guéries promptement, sont des phlegmasies, et ensuite nous passerons à leur traitement.

Qu'on compare les deux premières observations aux dernières, et je demande si l'on y remarque partout le même caractère pour leur assigner le même rang? Les symptômes de gonflement, de chaleur et de douleur n'existent pas d'un côté, et on les retrouve de l'autre, et cependant, d'après tous les auteurs, la maladie dartre sera une phlegmasie, preuve certaine que les esprits les plus renommés ne sont pas les plus conséquens. En isolant bien la vie de chaque organe, en faisant bien attention que l'épiderme est loin de ressembler au derme, et que dans ce dernier il entre plusieurs organes différens, n'aurait-on pas été plus rationnel en admettant qu'il est des dartres qui ont leur siége dans l'épiderme, et d'autres dans un simple engorgement des capillaires du réseau muqueux du derme; que quelques-unes ne résident que dans les capillaires de la nutrition, que plusieurs de ces dernières passent à l'état de suppuration et d'ulcération, idées qui se trouvent fondées sur les exemples divers que nous venons de citer?

Cependant ce serait en vain que l'on déterminerait le siége du mal et sa cause immédiate; on ne serait pas pour cela parvenu à le connaître, puisque l'on ignorait les causes qui l'ont créé d'abord et celles qui l'entretiennent ; car enfin, si le mal ne dépendait que d'une inflammation, pourquoi résisterait il aux antiphlogistiques les plus énergiques?

Ainsi ceux qui ne voient que des phlegmasies dans toutes les dartres sont dans l'erreur, tout aussi bien que ceux qui, décrivant leurs formes, croient en avoir expliqué la nature. Il est singulier qu'en signalant les développemens divers de la maladie et les formes qu'elle prenait dans sa marche, on ait cru connaître la nature du mal quand on se trouvait possesseur d'une anatomie générale.

Si la théorie des dartres est fausse, celle de leur traitement est aussi peu fondée. Pour bien le mettre en pratique, il faut remonter aux causes et au siége du mal, et l'on sent que dans la première observation les antiphlogistiques seuls enleveront le mal, et, en effet, c'est ce qui eut lieu en six semaines. Quant au sujet de la deuxième observation, il est plus intéressant. La malade avait subi plusieurs traitemens avant que je fusse consulté, et toujours inutilement, parce qu'on ignorait la nature du mal. Si l'on réfléchit qu'elle appartenait à l'épiderme, qu'elle était située dans la région de cette membrane où elle est la plus épaisse et la plus résistante, que cette membrane est surtout du domaine organique, et que la maladie durait depuis long-temps, il faut avouer qu'on ne devait attendre qu'une faible amélioration de l'usage des cataplasmes émolliens, des vésicatoires et de quelques bains sulfureux. L'épiderme a une vitalité trop inerte, et la vie organique y est trop étendue, pour ne pas se convaincre que cette vérité est réelle, et qu'il faut être un bien pauvre médecin pour borner son savoir sur ce sujet au savoir connu. Aussi n'est-ce qu'en suivant une autre route que j'ai obtenu la guérison? Ces cas sont presque communs ; et, si l'on réfléchit au siége du mal, l'on ne saurait persévérer assez long-temps dans le traitement si l'on veut éviter le retour du mal.

On sent que, dans le cas qui précède, les sangsues n'auraient pu jouer aucun rôle, à cause de l'épaisseur de l'épiderme et du défaut de sang dans cette membrane, et l'on s'écriera, pour défendre sa théorie ridicule, que le mal est dans la peau. Cependant, si cela est, pourquoi ce dernier n'offre-t-il pas des traces de sa maladie? ensuite, pourquoi ne voudrait-on pas que l'épiderme fût malade comme les ongles, et surtout les cheveux, indépendamment de la peau à laquelle ils sont liés?

Dans les troisième et quatrième observations, il existe de véritables phlegmasies herpétiques. Pourquoi cependant les antiphlogistiques locaux et généraux n'eurent-ils aucun succès? On crut mieux faire en se montrant éclectique, en recommandant les amers, un régime doux, des purgatifs et des bains de toute espèce, et l'on fut encore trompé dans son espoir. On avait de l'espoir dans les caustiques; on promenait la pierre infernale sur la joue du sujet de la quatrième observation, et, loin de s'améliorer, le mal n'en devenait que plus furieux. Cependant c'étaient de *grands médecins* qu'on consultait; mais combien il en existe de cette trempe de petits au lit du malade! Qu'a de commun le mal dans ce cas avec le remède? En interrogeant, au contraire, les habitudes du quatrième malade, et en remontant à celles qu'avait contractées le cinquième, avant de souffrir, on aurait été plus heureux avec moins de remèdes, et quelques semaines auraient suffi pour détruire ces maladies. Il est vrai qu'avec les succès obtenus aussi simplement, on ne passe pas pour des êtres supérieurs; mais il n'en est pas moins certain que le plus grand médecin est celui qui guérit, et, dans ce cas, mes succès auraient pu donner de grandes leçons à ceux qui croient servir de modèle dans la pratique de la science.

Je ne considère les sixième et septième malades que sous le rapport de leurs points noirs. Cette maladie est très-commune; elle suit presque toujours les dartres pustuleuses; mais il est à remarquer qu'elle disparaît bien plus rapidement. Son siége dans les glandes sébacées, qui ont tant de rapport avec le système capillaire, me paraît devoir être la seule cause de ce succès.

Si d'un côté, pour les malades précédens, on a été forcé de varier le traitement, c'est en vain qu'on eût été broussaisien ou éclectique. Dans la huitième observation, on n'eût obtenu aucun succès, ainsi qu'on en trouve la preuve dans ce que le malade rapportait lui-même, en affirmant qu'il avait fait usage de tous les remèdes connus. Cet homme avait réellement une altération générale de l'économie, et par conséquent il fallait, pour réussir, lui donner, tant à l'extérieur qu'à l'intérieur, des rapports appropriés à son mode d'être, et ce fut en effet ce moyen qui obtint un plein succès.

Quant au sujet de la dernière observation, c'était encore un traitement différent qu'il fallait pratiquer,

et calculer les relations extérieures de la peau et l'état
de cette dernière. Loin de suivre cette marche, on
se livra à une routine absurde, et la malade se plain-
drait encore si je n'avais mieux compris sa maladie.
Qu'on ne croie pas, cependant, qu'elle manquât
de médecins ; on serait dans l'erreur, et parmi eux
un certain docteur, qui, à Lille, s'occupe de magnétisme, a un heureux talent. Si l'on s'en rapporte à
ce qu'il dit, non-seulement en se promenant dans
les rues il reconnaît les maisons où il existe des malades, mais encore l'espèce de la maladie. Il faut convenir que c'est être très-subtil que de pouvoir agir
ainsi. Cependant, s'il en est de la sorte, d'où vient
que, lorsque les malades sont en sa présence, il ne
peut reconnaître leurs maladies, et à plus forte raison
les guérir ? Ainsi, fiez-vous donc au magnétisme et à
ses prôneurs. Au reste, ne soyons pas surpris de
cette conduite : la province copie, il est vrai, la
capitale, mais trop souvent en caricature, et en
voici une preuve. Comme il existait, il y a peu
d'années, de grandes récompenses pour celui qui ex-
cellait le plus dans la tartuferie, on se rappelle que
le baron Dupuytren, étant un jour aux Tuileries,
laissa, comme par mégarde, tomber de ses poches
un livre qu'une princesse ramassa, et que ce livre
doré, au lieu d'être relatif à la médecine, était tout
bonnement l'histoire des saints. D'autres fois il jouait
d'autres rôles, et lorsque Talma fut près de la tombe,
ce fut lui qui avertit M. de Quelen que le moment
était favorable pour confesser le tragédien, ignorant
que le génie dédaigne de tels actes. A cette époque,
on rivalisait de zèle en médecine pour soutenir l'É-

glise; et dans sa première leçon au collége de France, le docteur Récamier débutait par un discours sur l'immortalité de l'âme, mais si profond qu'il fut prononcé au milieu des sifflets. Il était difficile, alors comme aujourd'hui, de distinguer la faculté de médecine de la Sorbonne; cependant, à Paris, on alla peut-être moins loin qu'à Lille, où certain docteur met la confession au rang des indications les plus pressantes du traitement, et croit ne pouvoir guérir certains de ces malades, parce qu'ils sont possédés du démon ; et comme on voit, don Diégo et les jésuites de Sarragosse sont toujours des personnages vivans.

Tous les malades dont nous venons de faire l'histoire sont donc la preuve qu'on ne connaît pas la nature des dartres, et leur guérison constante dans l'espace de deux à trois mois au plus, après avoir éprouvé tant de remèdes différens, vient à l'appui de cette vérité. D'un autre côté, leur amélioration très-sensible en peu de jours par l'application de mes principes, tandis que par les bains sulfureux, les pilules purgatives, les antiphlogistiques, etc., cet amendement est si long-temps attendu, est encore une preuve de ce que j'avance. Les dartres sont constamment du domaine de la vie organique; elles appartiennent presque toutes au système capillaire ; et ce n'est qu'en leur donnant ce siége, et en étudiant tous les rapports de ce dernier, qu'on peut s'en faire une idée juste et les détruire avec facilité.

8.

ARTICLE DEUX.

Teigne.

La teigne n'est que la dartre du cuir chevelu, et, comme cette dernière maladie, elle diffère par son siége le plus élémentaire et ses causes. Des faits que je vais rapporter vont prouver ce que j'avance.

1re *observation.* Mademoiselle Dutrou de Saponard, près Fère-en-Tardenois, âgée de huit ans, fille d'un cultivateur, eut la tête couverte d'une éruption à l'âge de quinze mois. On employa inutilement des remèdes contre cette maladie pendant l'espace de six ans; on se servit surtout des amers en tisane, et plus tard on appliqua la calotte, parce que l'on ne voyait que la teigne dans cette affection morbide. Après tant d'épreuves, on n'espérait plus la guérison que du temps, lorsqu'étant appelé, j'observai ce qui suit : l'enfant était très-maigre, d'une taille bien au-dessous de celle de son âge; le front, les tempes et la moitié supérieure des oreilles étaient couverts de pellicules blanches qui se détachaient difficilement, et qui, en tombant, laissaient voir une surface couleur rose pâle. Tout le reste du crâne, presque entièrement dégarni de cheveux, était couvert en arrière, vers la partie supérieure de l'occiput et sur la partie la plus élevée qui correspond à la ligne médiane qui réunit les deux pariétaux, de croûtes dures peu épaisses, d'une couleur grise jaunâtre, et qui enlevées laissaient à nu le derme, qui était rouge et corrodé. La forme de ces croûtes n'avait rien de régulier; dans quelques points, elles étaient moins dures, et l'on observait une suppuration abondante. Cette enfant éprouvait une cuisson à la tête très-douloureuse, ne pouvait se livrer au sommeil, et parfois elle passait les nuits à se déchirer la tête avec ses ongles, jusqu'au point de faire couler le sang assez abondamment. Une remarque à faire, c'est qu'elle calmait sa douleur par cette opération, qui constamment provoquait aussi la salivation.

Cette enfant fut traitée long-temps par les antiphlogistiques, aidés de nombreux stimulans extérieurs, et arriva enfin à une guérison complète.

2ᵉ *observation*. L'enfant de M....., cultivateur, âgé de deux ans, avait la tête couverte d'une forte éruption; il dépérissait tous les jours. On ne vit dans cette maladie que la teigne; on le soumit aux antiphlogistiques, à l'usage des cataplasmes émolliens surtout; l'éruption commença à disparaître; bientôt des convulsions survinrent, la teigne disparut, et peu de temps après je fus témoin d'une saillie de la peau qui réunit le frontal aux pariétaux; peu à peu, la tête augmenta de volume, et le malade finit par mourir d'une hydropisie de l'encéphale.

3ᵉ *observation*. Une fille de cinq ans, demeurant à Fère - en - Tardenois, avait la tête couverte de croûtes épaisses et très-dures, qui dérobaient aux yeux le cuir chevelu profondément ulcéré; elles ne formaient, par leur réunion, qu'une grande masse d'une couleur terreuse. Cette maladie durait depuis quatre ans, et l'enfant, qui en était atteint, cherchait toujours à enlever sa coiffure pour arracher les croûtes. Un jour, il resta exposé à l'air froid, la tête

nue, et bientôt il tomba dans des convulsions terribles. Prié de lui porter des secours, et ne pouvant déterminer la cause du mal, je demande qu'on me
montre la tête; et observant que la suppuration était
arrêtée, que les croûtes que j'enlevais ne laissaient
plus voir qu'une pâleur bien prononcée, j'avertis les
parens qu'on ne devait rien espérer, et en effet l'enfant mourut quelques heures après.

4ᵉ *observation*. M. .... a un enfant de six ans
des plus robustes ; sa tête est couverte de pustules
qui ne forment qu'une large masse sur le sommet, et
qui ailleurs sont disséminées, et la suppuration qui les
accompagne ou qui les forme répand au loin une
odeur des plus désagréables. On le traite depuis un
an pour la teigne, et l'on se borne à l'usage des
amers et à des pommades irritantes sur la tête. Par
ce traitement, le mal est pallié, mais il persiste néanmoins.

Dans ce cas, je suis consulté, et tenant compte
de la constitution de l'enfant et de la nécessité, dans
les affections chroniques, de donner un degré d'activité locale qui fournisse les conditions voulues pour
la guérison, j'ai obtenu celle-ci en peu de jours.

5ᵉ *observation*. M....., cultivateur, est père d'un
garçon de quatorze ans, traité pour la teigne depuis
neuf ans. Ce malade est pâle, ses traits sont arrondis,
ses yeux nullement énergiques, et en un mot il est
doué de ce qu'on nomme un tempérament lymphatique. Diverses parties du cuir chevelu sont déjà
dépourvues de cheveux, et couvertes, les unes de
petites pellicules blanches, et d'autres de croûtes
épaisses de forme irrégulière, dont quelques - unes

sont dures et d'autres molles. La maladie répand au loin une odeur désagréable.

Ce jeune malade avait été à l'épreuve de tous les systèmes, et tout mis en pratique, moins la calotte. Les antiphlogistiques et les topiques émolliens faisaient bientôt disparaître le mal, mais il reparaissait presque aussitôt. Je traite même un autre malade pareil dans ce moment, et qui est aussi la preuve de cette vérité. Quant aux pilules purgatives, les amers et les pommades, leur action ne rendait pas non plus la santé, et cela devait être; car le tempérament de ce malade est lui-même presqu'un signe de maladie, et, par conséquent, presque la cause de cette dernière, et alors peut-on espérer de le modifier avec des cataplasmes, ou bien des pilules ou de l'eau gommée? Au contraire, en remontant au mode d'être de l'organisation, on lira dans celle-ci la cause du mal; et en effet, ayant remarqué qu'elle était trop chargée de fluides blancs, j'ai obvié à ce défaut, et la teigne a disparu avec lui.

Je ne citerai pas davantage, et je commenterai la nature de ces faits. Demandez à tout le monde la cause de la teigne, et il en sera ici comme de celle des dartres ; elle restera inconnue. Voilà un fait réel : cependant, si l'on observe que, lorsqu'il se forme une éruption à la peau, et avec elle un écoulement, ce n'est que parce que les exhalations ou les sécrétions ne sont plus dans un état naturel. On conviendra que j'ai eu raison d'admettre que la teigne avait réellement son siége dans le système capillaire.

Ce siége étant donné, la maladie est-elle constamment une phlegmasie ? Quoique le derme du crâne soit épais et dur, que l'engorgement sanguin y soit difficile, néanmoins le raisonnement le plus simple peut démontrer qu'il peut s'y former et donner lieu à cette maladie ; car, lorsque le derme est simplement d'un rose pâle après la chute des croûtes, pourquoi voir une phlegmasie là où rien ne la prouve ? Si ensuite l'on remarque qu'il peut se former une exhalation épaisse, qui donne lieu à des pellicules, sans que la peau change pour ainsi dire de couleur et éprouve aucune douleur, pourquoi admettre alors l'existence de ce que rien ne démontre ?

Quant au traitement, il doit varier beaucoup comme on voit. Dans la première observation, j'eus des succès avec les antiphlogistiques aidés de stimulans ; mais je fus très-long pour obtenir une guérison complète, parce que je ne pratiquais pas l'ensemble des moyens curatifs, puisque j'aurais dû agir différemment sur les voies intestinales et plus tard sur la tête.

Si le traitement antiphlogistique est heureux parfois ; souvent c'est le contraire, ainsi qu'il est facile de s'en convaincre par toutes les observations qui suivent la première. Bien plus, la seconde dit qu'il est dangereux, et la troisième, en nous apprenant que la suppuration fut subitement arrêtée, vient à l'appui de cette vérité, puisque les cataplasmes, en se refroidissant, peuvent produire le même effet.

Maintenant, si l'on compare les malades entre eux, ne serait on pas plus que déraisonnable de traiter le sujet de la deuxième observation, fort robuste et sanguin, de même que celui de la cinquième, qui est faible et lymphatique ? Chez l'un, les antiphlogis-

tiques seront avantageux, funestes chez l'autre, et
la guérison jamais certaine, parce qu'avec l'usage des
corps froids on ne fait qu'enrayer l'activité des exhalans et des sécréteurs, dont l'inertie et si souvent cause
de cette maladie. D'ailleurs, la preuve de ce que nous
avançons se trouve dans l'histoire de ces deux malades. Ainsi, on ignore la nature de ces maladies, et
leur traitement est toujours peu efficace, ou très-
long, ou dangereux; tandis qu'on évite de semblables inconvéniens en appliquant le principe que
j'ai développé dans mon examen, puisque avec eux
l'on applique les remèdes avec précision.

CHAPITRE IV.

DES ULCÈRES.

1re *observation*. Madame Robillard, d'un tempérament sanguin, âgée d'une quarantaine d'années et demeurant dans la commune d'Epiet, près de Château-Thierry, avait, en 1820, sa jambe gauche atteinte d'un vaste ulcère. Cette maladie existait depuis plusieurs années et l'on en faisait remonter la cause à une suppression subite de lait. Elle était placée en dedans de la jambe gauche au-dessus de la malléole interne. Sa surface avait la largeur de la paume de la main; elle était profonde, livide, ses bords durs et uniformes, et près d'eux l'on ne remarquait aucune varice.

On s'était déjà servi d'une foule d'onguens et de cataplasmes différens sans succès; à mon tour, j'eus recours aux sangsues, à la diète, aux épithèmes émolliens et au repos, ne voyant que phlegmasies partout de la même nature; en vain je persévère dans l'emploi des antiphlogistiques, je n'obtiens qu'une faible amélioration dans l'espace de plusieurs mois; mes espérances sont trompées, et la malade renonce enfin à m'écouter, après avoir donné de grandes preuves de sa patience. Long-temps après, elle était encore comme je l'avais abandonnée, ce que j'ai appris par la suite.

2e *observation*. Dans les faits qui précèdent, je suis

entièrement broussaisien ; je vais en citer d'autres où je me ravise, et celui qui suit tient à la fois et de mes anciennes erreurs et des principes que je me suis créés.

Madame Benoît, âgée de quarante-cinq ans, douée d'une forte constitution physique, demeurant à Rocourt près Château-Thierry, était atteinte, en 1821, d'un ulcère placé sur toute la surface externe de la lèvre supérieure, les ailes et la partie inférieure de la cloison du nez. La surface était rouge écarlate et les bords peu saillans, plus épais sur les ailes du nez et inégaux. Cette maladie causait des douleurs vives ; elle existait depuis cinq ans, et l'on en faisait remonter la cause, dans le public, au passage des soldats alliés. On avait employé beaucoup de remèdes tels que des emplâtres et des tisanes. Je renonçai pour la première fois aux sangsues ; je conservai les émolliens locaux, ce que je ne fais plus ; et, d'ailleurs, je mis en usage presque tous les autres remèdes dont je me sers aujourd'hui. Le traitement fut long ; il dura au moins deux mois ; et enfin le mal disparut pour toujours.

3e *observation*. Mademoiselle Bl..., âgée de dix-sept ans, d'une constitution lymphatique, et dont les parens, qui sont dans l'opulence, sont très-sains, se plaignait en 1825, depuis bien des années, d'un sentiment d'ardeur dans le nez quand elle respirait ; souvent elle éprouvait même de la difficulté de faire passer l'air par les ouvertures nazales, et alors elle ne tardait pas, en s'efforçant de se moucher, de rejeter de ces cavités une matière agglomérée, dure et d'un volume considérable. Une fois débarrassée de cette masse de matière, elle eprouvait un poids moindre que remplaçait un sentiment d'ardeur légère au moment du passage de l'air, et quand l'expiration avait lieu, elle répandait alors autour d'elle une odeur infecte, émanation qui était cause que sa mère était privée, depuis long-temps, du plaisir de l'embrasser. En regardant dans les narines, on apercevait la pituitaire ulcérée dans une vaste étendue, maladie qui datait d'un corysa.

Les injections émollientes et les mouches, toujours ordonnées par divers médecins, étaient constamment en usage, mais inutilement; et, après plusieurs années de souffrance, la malade ne trouva la guérison que dans le traitement que je lui fis suivre, et encore eut-elle lieu en moins de deux mois.

4ᵉ observation. Madame D...., d'une constitution délicate et où prédominent les fluides blancs, âgée de vingt-sept ans et domiciliée à Lille, était atteinte, depuis l'âge de six ans, d'un ulcère fougueux situé sur la joue droite vers la commissure des lèvres. Il était large comme un gros sou, ses bords saillans, sa surface cave, livide; et sitôt qu'on y touchait, le sang coulait, et tout le pourtour était couleur rose et douloureux.

Cette dame s'est livrée à tous les traitemens imaginables; elle a consulté au moins douze médecins, et malgré tant de remèdes, le mal persiste. A dix-sept ans, on emploie les caustiques; mais le mal, après avoir disparu quelque temps, reparaît encore à côté d'une large cicatrice et semble être devenu inséparable de l'organe dont il a fait choix. Je suis consulté à mon tour en 1828; et j'obtiens la guérison en peu de temps., sans employer ni fer, ni feu, ni émolliens, ni sangsues.

5ᶜ *observation*. M. Valret, demeurant dans ce moment près de Rouen, est un homme grand, mince, d'un tempérament lymphatique et âgé de quarante ans. Il y a cinq ans, il se forma deux petits abcès à son pied droit ; bientôt ils furent remplacés par des plaies dont l'aspect était d'une couleur rouge pâle ; avec elles parurent diverses fistules, le gonflement du pied et de la jambe, la carie des os du pied ; et, après l'usage continuel de boissons douces, de sangsues et de cataplasmes émolliens recommandés par le premier chirurgien de Rouen, on ne vit enfin d'autre ressource que celle d'amputer la jambe, opération que l'on pratiqua. Le malade supporta très-bien ce remède si énergique, et, dans quelques mois, il marchait avec une jambe de bois. Il se croyait guéri pour toujours, lorsque, quelques mois après, paraît une légère inflammation au pied qui restait. Les anciens moyens curatifs sont mis en usage, mais inutiment ; à la longue, le pied et la partie inférieure de la jambe se tuméfient ; il se forme en dedans du pied deux fistules, et l'on en voit une troisième sur le milieu de la face supérieure de cet organe. Si le malade appuie sur la plante, il éprouve une douleur vive dans l'intérieur de cette masse énorme, et en 1827, au mois de septembre, on ne connaît d'autre remède que celui d'amputer la jambe qui reste.

Je viens de dire quel était le physique de ce malade ; je ne vois qu'en lui la cause de sa maladie ; et, après avoir bien sondé les plaies et ouvert les fistules pour m'assurer s'il n'existait point de carie, j'agis fortement sur cette constitution, et, en moins de six semaines, le malade peut marcher librement, le pied étant revenu à son état naturel.

6e observation. A Lille, rue Saint-Pierre, n 31, existe une enfant de six ans, appartenant à un maître bottier appelé Roger. Elle est douée d'une intelligence fort rare, et d'une constitution lymphatique. A quinze mois, il se forma à l'avant-bras droit une tumeur indolente qui se transforma en plaie, maladie qui parut à la suite d'une fièvre putride, selon son médecin. Insensiblement cette plaie disparut, fit place à d'autres, et vers la fin du printemps de 1828, le mal, qui, depuis près de cinq ans, avait toujours été en croissant, était comme suit : l'avant-bras était très-gonflé dans les deux tiers supérieurs; en dehors et en haut, on remarquait une ouverture qui conduisait dans une fistule qui s'étendait du côté de l'articulation du coude et dont la longueur était de deux pouces; plus bas, on retrouvait une plaie semblable, mais dirigée obliquement sur la surface antérieure; sur cette dernière et vers son milieu, s'élevait du centre d'une phlegmasie locale, large comme un sou, un bourrelet où la sonde, en pénétrant, se rendait sur le bord interne de l'avant-bras et en haut; elle était très-longue; en un mot, on observait sur cette région plusieurs plaies fistuleuses plus ou moins profondes, et elle était très-tuméfiée, mais peu douloureuse. La première phalange du médius de la main correspondante à cet avant-bras était percée de part en part par la carie, et entre le premier et le second os métatarsien, on rencontrait également une fistule qui perçait d'outre en outre le pied, et dont la sonde communiquait cette impression qui annonce qu'il existe carie, maladie qui était accomgnée d'une tumeur peu volumineuse, située à la partie interne et supérieure de la cuisse gauche et dans le tissu cellulaire. Tel était l'état de cette malade.

Que feront les médecins de Lille dans ce cas ? Ils ne verront que phlegmasies, et par conséquent pour tout remède qu'antiphlogistiques. Les parens ont beau varier dans leurs recherches, partout ils rencontrent la même supériorité de talent, et toujours l'on ne reconnait qu'humeurs froides et l'on n'emploie que cataplasme émolliens; mais toujours aussi le mal fait des progrès, tandis que, par l'usage des moyens curatifs appropriés et à cette constitution physique et à cette variété de plaies, on aurait guéri la malade en peu de mois, ainsi que je l'ai fait, au lieu de la laisser dépérir pendant longues années.

7° observation. M. Florent aîné, marchand, demeurant rue de Paris, n°. 237, à Lille, est père d'un enfant de six ans. Cet enfant est blond, pâle et très-lent dans tous ses mouvemens. Dans l'été de 1827, il éprouva un abcès indolent sous le second orteil du pied gauche, abcès qui fut traité *d'humeur froide* par un médecin de la ville. Si les mots avaient toujours leur signification première, pour être conséquent, on aurait dû *rendre l'humeur chaude;* mais le maître ne l'a pas dit, et alors on borna tout son savoir aux topiques émolliens. Ces secours furent vains, le mal fit des progrès, et vers la fin du printemps de l'année 1828, il existait une plaie plus considérable sous l'orteil; celui-ci était volumineux, la peau était détachée du tissu cellulaire situé sur les deux côtés de cet orteil, et presque sur le milieu de la plante du pied paraissait, depuis plusieurs mois, une ouverture fistuleuse qui communiquait avec la première plaie. Voilà donc l'état du malade déjà très-grave, et les antiphlogistiques n'ont pas l'effet merveilleux que l'on avait tant promis. Dans ce cas, je ne reconnais que la maladie précédente, et mes succès prouvent que je n'étais pas dans l'erreur. S'il n'est pas de médecine plus féconde en absurdités que la médecine broussaisienne, c'est surtout dans les cas de maladies qui dépendent d'un trop grand rapport des capillaires avec les fluides blancs qu'on ne la surpassera jamais; car on ne saurait mieux faire qu'elle pour accroître le mal.

8e *observation.* Madame Bridelame, âgée d'une trentaine d'années, d'une constitution plutôt lymphatique que sanguine, et demeurant rue de Gand, n° 84, à Lille, éprouva, il y a environ treize ans, à ses deux mains, une phlegmasie cutanée peu douloureuse; bientôt de ce mal naquirent des plaies; les dernières prirent de l'accroissement, et, après un certain espace de temps, elles parurent des ulcères stationnaires. En 1828, pendant l'été de cette année, voici quel était leur état, dont on ignorait la cause.

Le mal avait envahi les deux mains. A gauche, il s'étendait sur le côté interne de l'avant-bras, près de son articulation inférieure, et, à droite, quelques doigts étaient déjà affectés. Le dos de chaque main était presque entièrement malade, et sur chacun d'eux on observait un vaste ulcère aux bords duquel paraissait une rougeur inflammatoire très-étendue. Les surfaces ulcérées étaient livides, leurs bords durs et très-douloureux; et aussitôt que la malade tenait ses bras pendans, les deux mains devenaient livides et douloureuses.

Après avoir suivi les conseils de plus de dix médecins, on doit bien penser qu'aucun remède connu ne fût négligé, et malgré cette variété de secours, le mal toujours croissant ne disparut complètement que sous l'influence de celui que je lui ai fait mettre en pratique pendant deux mois environ.

9e *observation*. Bris, âgé de quarante ans, ancien soldat, établi aujourd'hui à Hennetières, près de Pontamarque, est un homme robuste. En 1828, il était atteint d'un vaste ulcère qui datait de la déroute de Moscou. Cette maladie siégeait en dehors sur la partie latérale droite du cou, la mâchoire correspondante, le nez et la lèvre supérieure. Au cou, sa surface était d'un rouge pâle, ses bords durs et parsemés d'inégalités; et au nez il n'existait qu'une rougeur livide avec une faible destruction de tissu sur son milieu. La lèvre était gonflée, dure, et son bord, dans son milieu, présentait une échancrure rouge et très-douloureuse. La muqueuse qui tapisse cette lèvre offrait des enfoncemens et des inégalités qui formaient une plaie dans toute sa surface; les gencives de la mâchoire supérieure étaient très-gonflées et dures; les dents incisives supérieures n'existaient plus en grande partie, et la muqueuse du voile du palais et des amygdales était phlogosée et couverte de quelques destructions partielles nommées chancres.

Le mal parut d'abord sur le cou; on le traita, et il fit des progrès; mais cet homme avait été militaire, il accusait d'anciennes maladies familières dans les garnisons, et pendant long-temps on n'employa d'autre remède contre sa maladie actuelle que les mercuriaux et les sudorifiques. Cependant pourquoi agir avec tant d'incertitude? Les éclectiques n'ont-ils pas précisé les vieilles siphilis? Avec leur savoir, ne peut-on pas agir à coup sûr? Ici l'on suit l'exemple d'Andral, le chef actuel de cette ridicule secte : on fait pour un ancien soldat ce qu'il fait pour des cointesses ; pour reconnaître les maladies et déterminer leur traitement, on a recours à des histoires aussi positives que des contes. Bris est un ancien soldat ; donc sa maladie est une siphilis ; donc il faut le soumettre aux mercuriaux. Quel savoir! Mais les mercuriaux augmentent le mal, et vite on se réfugie dans les cataplasmes émolliens, les sangsues ; et, comme le nouveau Sangrado est plus malheureux que l'ancien, le mal empire encore, et alors il n'est plus curable selon l'esprit médical du jour.

Telle est l'histoire de ce malade, que son aisance a mis à même de suivre plusieurs traitemens différens que lui conseillaient des médecins renommés. Dans ce cas, je n'ai pas cessé d'avoir présente à l'esprit cette vérité, que tout ulcère indique que les exhalations ou les sécrétions ne sont pas régulières, et, remontant aux causes diverses de ces désordres, je les détruis : c'est en agissant ainsi que, dans ce cas, j'ai obtenu la guérison en moins d'un mois.

La gravité de nos maladies dépend presque toujours des mauvais médecins et de leurs remèdes; les faits qui précèdent, et surtout le dernier, en sont la preuve.

Je viens de trouver la médecine de Lille et de ses

environs bien faible d'esprit : ce n'est pas de son sein que naîtra un nouvel Esculape : je vais la montrer au même niveau dans le fait qui suit, et là on ne peut lui disputer le pauvre titre de pauvre fille aînée des pauvres médecines broussaisiennes et éclectiques. Voici le fait :

10e *observation.* Lelou, infirmier à l'hôpital militaire de Lille, et demeurant rue des Fossés-Neufs, n° 55, est un jeune homme de vingt-cinq ans, doué d'une constitution grêle, et dont le système osseux est très-développé. Au mois de juin 1826, il se coupa légèrement l'extrémité du pouce gauche avec un bistouri dont la lame était couverte du virus d'un cadavre vénérien ; et quelques instans après, il éprouva dans la région blessée un battement considérable accompagné d'une douleur corrosive. On eut recours à des émolliens locaux ; le mal fit des progrès, et l'un des chirurgiens de l'hôpital fit appliquer quarante sangsues d'abord, et celles-ci n'ayant obtenu aucun bien, il incisa profondément la surface antérieure du pouce. Ces secours furent loin d'être utiles, le mal s'accrut encore, et l'on pratiqua une seconde incision sur l'autre surface de l'organe souffrant. On comptait sur ces remèdes énergiques pour arrêter le mal ; l'on fut trompé dans ses espérances, et toute la surface du pouce et une partie de la région qui se trouve à sa base et qui appartient à la main, se changèrent enfin en ulcère. Une remarque à faire, c'est que chaque piqûre de sangsue tomba en gangrène et donna lieu à la suppuration. Pendant quelques mois, le mal parut se borner à ces seuls désordres; cependant il s'aggrava encore; une inflam-

mation se manifesta au tiers inférieur de la face antérieure de l'avant-bras, dont le développement
fut très-douloureux mais lent; et après avoir donné
lieu à une plaie, celle-ci se changea à son tour en un
ulcère; le mal fit toujours des progrès, et en voici le
tableau au vingt-deuxième mois de son existence :
- Toute la surface du pouce, celle de l'éminence thé-
nar et la surface correspondante, ainsi que le bord
interne de cet organe en dehors, sont ulcérés; toute
cette région est très-tuméfiée, et l'ongle n'existe plus.
A deux travers de doigt de l'articulation du poignet,
sur la face antérieure de l'avant-bras, on remarquait
aussi la même ulcération qui couvrait à peu près le tiers
de cette surface. Entre ces deux plaies, on observait
un gonflement considérable du poignet dans sa partie antérieure, qui causait une vive douleur. Ces
deux ulcères avaient une couleur cendrée; parsemée
d'un très-petit nombre de saillies lenticulaires d'une
couleur rouge pâle, et les espaces qui les séparaient
étaient couverts d'une matière épaisse, glutineuse et
adhérente aux chairs. Les bords aussi étaient pâles, si
ce n'est à la partie qui correspond au réseau capillaire
appelé corps muqueux; ils étaient toujours irrégu-
liers, coupés à pic, et en les voyant, un homme étranger à la chirurgie aurait pu croire qu'ils avaient été
formés par la morsure d'un chien. A peu de distance
des bords, une circonférence à peine rougeâtre mar-
quait l'étendue du mal. Toutes ces surfaces donnaient un pus laiteux et répandaient au loin une
odeur cadavéreuse. J'ai dit que l'ongle manquait ;
mais une remarque plus importante à faire, c'est que
toutes les chairs qui couvrent la phalange corres-

pendante à cet ongle, étaient livides et si insensibles que ni les incisions, ni la sonde à panaris que j'y faisais pénétrer facilement à plus de deux lignes de profondeur, ne causaient aucune impression; le sang que j'en faisais couler était très-noir.

Voilà quel était l'état de ces deux ulcères, et si l'on ajoute que le malade éprouvait des frissons continuels, que la bouche était pâteuse, l'appétit nul, qu'il était dans le marasme, d'une couleur terreuse, et en un mot tourmenté par une fièvre lente, l'on aura le tableau morbide en entier de ce jeune homme au mois d'avril 1828.

J'ai dit quels furent les premiers moyens curatifs; on insista long-temps sur leur usage; ainsi, les sangsues, au lieu de quarante, furent portées en diverses reprises jusqu'à deux cent cinquante, et accompagnées, pendant tout ce temps, de cataplasmes émolliens et de tisanes antiphlogistiques. Plus tard, on proposa l'amputation du pouce, à laquelle le malade s'opposa. Ce dernier remède, avant d'être proposé au malade, fut discuté par les quatre médecins et les quatre chirurgiens de l'hôpital.

Les médecins et les chirurgiens de notre époque, surtout ceux qui sont employés dans le service militaire, sont d'abord broussaisiens avant tout, et quand ils n'ont pu *attraper le virus vérolique avec des sangsues*, alors s'inclinant à regret devant l'étendard des éclectiques ou plutôt des empiriques, étendard où se trouve représenté un magicien sous le costume d'un congréganiste, on les voit recourir à toutes les bévues médicales de ce parti. Ainsi, les antiphlogistiques avaient été sans effet, ou plutôt ils avaient

aggravé le mal; et les plumaceaux de cérat arrosés
de laudanum, remplacèrent la graine de lin, pendant qu'à l'intérieur on administrait la liqueur wan-
vieten jusqu'à quarante doses. Il n'y avait rien de
commun entre ces remèdes et la nature de la maladie : on ne réussit pas mieux qu'avec les autres remèdes ; l'on se replace sur un autre terrain et l'on
administre le sirop de salsepareille jusqu'au nombre de cent quarante-cinq rouleaux, et le membre
malade est plongé tous les jours dans des bains d'une
dissolution de deuto-chlorure. En vain on a essayé
de cent manières différentes ; le mal résiste à tant
d'efforts : on remplace le laudanum par l'application
des lames de plomb, et plus tard le fer rouge, promené sur l'ulcère, est encore sans succès. Par l'énu-
mération des moyens curatifs que je viens de faire
connaître, on sent que les deux cercles médicaux
étaient parcourus ; et, pour aviser à un nouveau
moyen, les quatre médecins et les quatre chirurgiens
de l'hôpital militaire s'assemblent, délibèrent, et le
résultat de leur délibération est que l'amputation de
l'avant-bras est le seul remède à opposer au mal,
remède que l'infirmier repousse.

Voilà l'histoire exacte du traitement de cette maladie. On y remarque sans doute un emploi bien gradué
de tous les remèdes connus, et si leur combinaison
prouve cependant des savans, on ne pourra disconvenir qu'elle annonce aussi des médecins tout-à-fait étrangers aux connaissances de la nature de la maladie ; et
c'est en vain qu'on se dit professeur de physiologie, il
y a évidemment contradiction entre les titres et les
faits. Moi, qui ne crois pas que pour guérir il faut

être un homme de parti en médecine, mais l'homme
de la nature, étant consulté par le malade, j'ai
tenu compte de son état organique antérieur au
mal qui est survenu; et ne voyant dans l'ulcère,
qui le menaçait de la mort, qu'une maladie acci-
dentellement développée, et à laquelle le malade
était disposé par son état organique acquis avant
le mal, je suis parti de ce principe pour agir; et
donnant à toute l'économie des rapports appropriés
à son mode d'être, je l'ai rendu à la santé en un
mois, et toujours en mettant de côté tous les remèdes
prônés pour la guérison de pareils maux. La nature
mourante offre mille ressources à celui qui sait la
comprendre, et dans ce recueil on en trouve bien
des preuves; mais une remarque qu'il est important
de faire dans ce cas-ci, c'est qu'au moment où je
traitai ce malade, il éprouvait depuis quelques jours
une fièvre très-développée avec de grands redouble-
mens qui se manifestaient par un frisson suivi de
tremblement, après lequel se developpait une chaleur brûlante. Cette fièvre était compliquée de deux
ophthalmies, et pendant le redoublement, la joue
droite se couvrait d'une éruption presque livide et
large comme une pièce de deux liards.

11e *observation*. Nicolas Placy, demeurant à Cha-
reng, près de Lille, âgé de quatre-vingts ans, se
plaignait, au mois de septembre 1828, d'un vaste
ulcère situé à la jambe gauche, sur la face interne
et le tiers inférieur de ce membre, et en partie aussi
sur la surface postérieure. Les bords étaient durs,
toute la surface profonde, livide et bornée par une
vaste surface enflammée.

On avait pratiqué divers traitemens sans aucun succès ; malgré l'âge du malade, j'ai essayé mes principes, et la cicatrisation presque complète qui existe dans ce moment-ci et qui sera entière sous peu de jours, après deux mois de traitement, est la preuve que mes principes sont fondés.

Je borne ici les faits, convaincu qu'un plus grand nombre n'ajouterait pas davantage aux preuves que je veux donner, qu'en général la nature de nos maux est inconnue, et que le traitement qu'on leur oppose est le plus souvent dangereux. J'aurais bien désiré y ajouter l'histoire d'un ulcère varigineux des plus graves que l'on puisse rencontrer; mais je suis déjà plus long que je ne devrais l'être et je passe à quelques réflexions sur ce genre de maladies.

Les anciens, et à leur exemple beaucoup de modernes, voient dans les ulcères des maladies différentes, quoique groupées dans le même genre, et en cela ils voient juste, puisque l'aspect organique du mal n'est pas toujours le même, et qu'en outre les mêmes remèdes ne guérissent jamais constamment ces maladies. Cette distinction était un grand pas de fait vers la vérité ; pour rendre celle-ci entière, il fallait préciser les idées, et c'est ce qu'on n'a pas fait, ce qui donne lieu à beaucoup d'erreurs. Les soi-disant physiologistes, les broussaisiens, ont avancé ce qu'on n'ignorait nullement, que ces maladies étaient des phlegmasies ; et, comme partout ils n'ont qu'une idée, ils n'ont vu qu'un seul remède, les antiphlogistiques. Je n'ai pas besoin d'observer qu'ici ils ont encore fait rétrograder la science;

les faits que je rapporte, faits sur lesquels je vais revenir, donnent la preuve de cette vérité.

Dans la première observation, on trouve toujours la preuve de ce que j'avance : trois ans d'éclectisme n'avaient eu nul succès, et le broussaisisme, que je mets en pratique, a le même revers; parce que, encore une fois, ce n'est pas avec de pareilles armes qu'on attaque la nature du mal, vu que, du moment qu'une suppuration s'établit quelque part et avec persévérance, ce n'est qu'en remontant au mode d'être des exhalations et des sécrétions que le mal imite, qu'on sait combatre celui-ci.

Les Cosaques passent à Rocourt : dans ces temps de misère, une femme du peuple éprouve une maladie et l'on crie à la siphilis. On agit en conséquence, et qu'en arrive-t-il? c'est que le mal persévère. Il dure cinq ans, et ce sont toujours les mêmes accusations et sans aucun fondement. La maladie me résista long-temps, parce que j'appliquais encore de topiques émolliens, et qu'ensuite l'ensemble de mon traitement n'était pas naturel; mais sa guérison n'en est pas moins la preuve que les stimulans, mal employés, ne guérissent pas plus que les sangsues quand on s'en sert de même, et que les idées qu'on émet sur nos maux sont en général fausses.

Dans la troisième observation, le mal est ce qu'on nomme un ozène; et qu'importe la dénomination? le mal n'en reste pas moins ignoré. Un catarrhe en a été la cause; mais si celle-ci a disparu, quelle cause aujourd'hui donne lieu à cette ulcération? Les médecins se taisent sur cette dernière, et faute de la connaître, c'est en vain qu'on se sert des antiphlogistiques; on n'est pas heureux dans son traitement. Plus je médite la science, plus je la trouve incohérente. Dans les ulcères de la peau, quel bien produiraient les injections émollientes? Expérimentez et vous trouverez qu'elles sont nulles; et pourquoi, en raisonnant par analogie, espérait-on en obtenir dans les ozènes qui sont aussi des ulcères? Qu'on dise ensuite que la doctrine broussaisienne n'est pas le *summum* du ridicule médical.

Que sera l'ulcère de la quatrième observation? Il sera fougueux d'après sa forme, et si l'on s'en rapportait à la constitution physique de la malade, il aurait un autre nom, ou bien il en prendrait encore un autre selon les broussaisiens. Avec tout cela, on l'excitera, on le couvrira de mille stimulans divers, on le brûlera même, ou bien on le couvrira d'émolliens; vains remèdes, et alors la maladie sera incurable. Que signifient, je le demande, des pratiques aussi disparates et aussi peu heureuses à la fois? Comparez ce fait avec les raisonnemens des médecins, et que les théories de ceux-ci sont pauvres de raisonnemens! En serait-on réduit à ce point de revers, si on analysait bien l'économie et ses rapports? Mes succès que j'invoque prouvent le contraire.

Le sujet de la cinquième observation prouve ce que j'ai avancé dans mon examen, que la chirurgie ne sait qu'ajouter à nos maux. On ne vit dans cet homme que des humeurs froides; et est-ce avec des antiphlogistiques et des amputations qu'on dissipe ces humeurs? Non, sans doute. D'ailleurs, comment se fait-il que ces fluides prédominent à quarante ans chez cet homme, tandis que l'expérience prouve que c'est dans

l'enfance qu'ils se montrent le plus? On devrait chercher les remèdes à nos maux dans nos rapports, étudier l'air que nous respirons, l'habitation que l'on s'est
créée, la profession que l'on exerce, surtout les alimens et les affections de l'âme, etc. C'est dans ce cer-
cle que paraissent les causes morbifiques; mais cette
étude est trop étendue; on aime mieux paraître grand
médecin sans l'être, ou plutôt, on aime mieux niaiser
et croire qu'on a atteint les bornes de la science,
quand, à l'instar des Esculapes des camps, on sait
appliquer des sangsues sur les morts ou *couper les
hommes vivans comme des poulets*, selon l'expression barbare de l'un d'entre eux.

Ce qui précède me dispense d'entrer dans des réflexions sur les sujets des sixième et septième observations, et je rappellerai seulement le dernier, parce
qu'il concerne la carie. Les os, comme on voit, se
cicatrisent; cependant, est-ce avec des sangsues et des
topiques émolliens que j'ai obtenu ce succès? Aurais-
je été plus heureux si j'avais eu recours au fer rouge?
L'expérience m'a dit que non; car, à Fère-en-Tardenois, en m'en servant dans un cas pareil, ou bien en
le remplaçant par un autre stimulant, le mal devint
si grave chez le jeune Mignot, que la mort fut sur
le point d'en être le résultat. Instruit différemment,
j'ai tenu une tout autre conduite chez un nommé
Martin, domicilié à Armencière, dont la rotule était
cariée, et j'ai obtenu un succès rapide. Suivez le
développement des os, et leurs ulcères vous diront
qu'il faut les traiter différemment, selon les âges, les
constitutions, etc.

Quant au huitième cas, il fallait remonter à la

constitution physique de la malade pour se rendre compte de la nature du mal ; mais l'on avait en tête des phlegmasies, et avec ce grand savoir on réduisit la malade à souffrir pendant treize ans, et à recourir à dix médecins, sans obtenir le moindre succès.

Je passe encore sous silence le sujet de la neuvième observation ; ce que je dirai de la dernière fera ressortir toutes les erreurs qui furent commises à son égard, et démontrera assez que l'on ignora toujours la nature de sa maladie. J'ai dit quelle était la constitution physique du malade Lelou, quelle était sa profession, qu'il était disposé à être malade le jour où il éprouva son accident, et c'est en raisonnant de la sorte que je n'ai pas craint d'entreprendre sa guérison ; et alors en comparant ma conduite à celle qu'on a tenue, ma critique doit paraître fondée. D'abord on est frappé de la cause de la maladie ; mais est-il certain que le cadavre auquel on l'attribuait fût celui d'un vénérien ? Ne pourrait-on pas demander si l'on meurt de la vérole ou du remède qu'on lui applique ? D'après les faits que je possède, je n'hésite pas à affirmer qu'il est impossible de mourir de cette maladie quand elle est bien traitée ; et alors, dans l'incertitude, pourquoi agir comme on l'a fait ? D'un autre côté, quelle contradiction n'existe-t-il pas entre ce qu'on dit et le traitement que l'on met en pratique ! On soutient que la maladie dépend de l'absorption du virus vénérien, et, par conséquent, l'on doit supposer que le cadavre où il a été pris en était généralement infecté. Voilà ce qu'on ne peut nier ; mais on doit penser de même pour Lelou, et alors que signifient des sangsues et des topiques émolliens pour tout remède? Est-ce qu'on prétendrait avec de pareils remèdes détruire une cause que l'on suppose avoir altéré ou les fluides, ou les solides, ou tous les deux à la fois? Laissons cette contradiction, et supposons que la théorie du virus soit réelle; il me restera toujours à comprendre comment le mercure, le sirop sudorifique et le deuto-chlorure tuent le virus; car je ne puis concevoir dans l'usage de ces médicamens des rapports naturels des organes altérés, ou bien on n'imagine alors sous le nom de maladies que des monstruosités, puisque l'on ne se représente pas en elle la vie malade. On doit surtout applaudir à l'emploi des lames de plomb; il paraît que la *compression* plaît beaucoup à quelques médicastres : mais ce remède, s'il n'était douloureux, rappellerait sans peine l'ironie que le philosophe Montaigne a répandue sur les médecins de son temps, qui administraient à leurs malades des crottins de souris ou du sang tiré de dessous l'aile d'un pigeon blanc. On applique aussi le fer rouge, et sans doute parce que les médecins qui ont agi ainsi ont l'imagination si vive, qu'ils pensent vraisemblablement que le virus est combustible. Malheureusement, au lieu de brûler celui-ci, c'est le malade qu'ils torturent, et en cela ils ne ressemblent pas mal au confrère qu'on représente armé d'un bâton, et qui, au lieu de tuer le mal, tue le malade. Enfin l'amputation était résolue, et comme on voit chez les broussaisiens devenus éclectiques, une fois le malade épuisé par d'abondantes saignées, ils passent rapidement au feu et de celui-ci au fer.

Et pourquoi ? pour *couper sans doute le virus après n'avoir pu le brûler*, en ne le considérant que dans l'ulcère, après avoir admis qu'il existe dans toute l'économie. D'ailleurs, était-ce bien le cas d'agir ainsi ? Par l'amputation, aurait-on détruit la cause du mal ? aurait-on anéanti la fièvre qui complétait ce dernier, et dont elle n'était nullement l'effet ? L'amour-propre des médecins vous dira audacieusement oui ; mais tous leurs essais inutiles et si nombreux disent non. Par la vaste plaie qu'ils auraient produite, ils auraient ajouté à l'altération des fonctions du système organique, dont l'ulcère et la fièvre n'étaient eux-mêmes que l'effet, et le malade eût succombé victime d'une maladie qui, par les remèdes dont on l'avait accablée, était devenue cent fois plus cruelle que la mort même. D'ailleurs, le fait de la guérison anéantit cette objection, et fait plus encore, c'est qu'il montre que le cadavre, qui fut cause que le Lelou eut son ulcère, était les débris d'une victime de l'art. Comme on voit, on est très-heureux avec des médecins broussaisiens ou éclectiques quand on souffre, et je suis d'avis qu'en réunissant tous les sots de la terre, et qu'en leur proposant d'établir une théorie médicale, il serait impossible qu'ils fussent plus absurdes, plus niais sur la nature de nos maux, et plus incohérens et plus dangereux dans la pratique que les médecins actuels, surtout ceux formés dans les hôpitaux militaires. On rendrait service à l'humanité en leur faisant porter la livrée de la mort, et en les forçant à publier le martyrologe des victimes de leurs sangsues.

Au reste, ne soyons pas surpris de cette erreur,

la science de la vie souffrante n'est encore que ce qu'elle a toujours été, une mode ; et du moment qu'une méthode nouvelle paraît, les jeunes comme les vieux médecins l'adoptent. Naguère un jour de maladie était une espèce de jour de ripailles, et l'on versait du nectar au moribond. Aujourd'hui, c'est le sang qui coule de ses veines, c'est la glace qui couvre ses organes, et c'est toujours le sang et les réfrigérans. N'importe le défaut de génie du sectateur, une fois reconnu chef, chacun se range sous son sceptre meurtrier, et en cela les médecins prouvent la nullité ou le danger de leur science, en même temps qu'ils semblent sympathiser avec le troupeau de Panurge comme le vulgaire des hommes. Aussi que résulte-t-il de cet abaissement de la science auguste ? que, comme à Gibraltar, on aime mieux se confier à la nature qu'aux médecins, pour être moins exposé à la mort, ou bien qu'à l'exemple d'une pratique grossière, chacun peut à son tour embrasser le rôle qu'il voit jouer, et avec un succès égal.

Quel ulcère que ce soit, c'est toujours une maladie ignorée et mal traitée en général, ainsi que le prouvent les faits qui précèdent ; et pour ne pas être plus long, je vais terminer ce sujet par quelques considérations sur les ulcérations de la matrice, quoique je n'en aie pas rapporté d'exemple.

L'utérus est plus sujet à s'ulcérer que le pénis, et la raison en est facile à donner ; mais ici le traitement est-il plus rationnel que dans les autres maladies du même genre ? On recommande les demi-bains émolliens pendant des demi-journées entières. Ce moyen n'est-il pas contre-indiqué par la nature du mal ? Qu'on raisonne par analogie, et, puisque d'après l'histoire des faits précédens ils sont nuisibles, on doit en tirer la conséquence qu'ils doivent avoir la même action dans l'ulcère de l'utérus. Si l'on part des faits, cet encore une preuve de plus qu'on acquiert qu'ils sont funestes ; car il n'est pas une seule femme, atteinte de cette maladie, qui ne remarque leur action nuisible. On recommande aussi les sangsues sur le mal même, et il faut convenir que le premier qui les ordonna dans ce cas était dépourvu au moins de toute connaissance médicale. Puisque les malades perdent constamment du sang, toujours sans aucun succès, je ne vois pas pourquoi on se servirait des sangsues, qui ne font qu'irriter et enlever du sang. D'ailleurs, l'expérience a prononcé contre la théorie broussaisienne dans ces cas, et dès lors on n'a cru mieux faire que de les regarder comme incurables, quand l'on ne pouvait resequer le col de l'utérus. Voilà l'opinion du jour ; cependant comme on méconnaît la nature du mal, je pense au contraire, 1° que le mal peut être guéri toutes les fois qu'il n'est pas trop ancien ; 2° lors même qu'on n'oserait faire la résection du col de la matrice ; 3° que dans des cas des plus graves on peut améliorer le mal ; 4° et enfin que cette opération est parfaitement inutile.

D'abord c'est l'analogie qui me sert à émettre la première opinion ; car la nature n'ayant qu'un plan général, pourquoi n'aurait-on pas alors des succès comme dans les autres cas, par le traitement qu'on suivrait pour ces derniers. D'ailleurs, il existe des faits qui le prouvent, et j'en ai qui me sont propres

où l'on n'aurait pas osé opérer. Quant à l'amélioration que l'on peut obtenir, c'est encore l'analogie
sur laquelle je m'appuie pour avancer cette opinion. N'obtient-on pas la guérison dans les ulcères
les plus terribles situés sur la verge et sur d'autres
organes ? Pourquoi donc désespérer dans les circonstances précédentes ? Quant à l'inutilité de l'opération,
elle est facile à prouver. Qu'en espère-t-on ? la destruction du mal ; mais resequer la partie malade,
ce n'est pas enlever la cause du mal, et l'on n'est pas
alors plus rationnel que les médecins qui vous cou-
pent les membres pour les mêmes cas. Ne veut-on
que dégorger le col trop distendu ? On a une foule
d'autres moyens moins dangereux, et par conséquent l'on ne doit pas l'enlever. Une argumen-
tation encore plus forte, c'est que les cas où l'on
opère sont faciles à guérir, en général, sans aucun
moyen violent ; et ici l'analogie ne vient pas seulement prouver ce que j'avance, mais plusieurs faits
que je me propose de publier plus tard. Je connais un
chirurgien de la capitale, qui enlève à force les cols de
la matrice ; il est très-habile. Me trouvant un jour en
consultation avec lui pour un ulcère de cette espèce
des plus graves, je lui conseillai d'opérer avec un
air demi-sérieux , et il me répondit qu'il ne voulait
pas compromettre la réputation de cette opération.
Cette réponse me le rendit plus estimable ; mais, je
puis l'assurer, quelque effort qu'il fasse pour la soutenir, qu'elle ne comptera tôt ou tard dans les fastes
de la chirurgie que comme un erreur de plus dans
cette science.

CHAPITRE V.

MALADIES DES YEUX.

ARTICLE PREMIER.
Ophthalmie.

Les ophthalmies, maladies très-communes, ont fixé de tout temps l'attention des médecins : elles sont aiguës ou chroniques, division que nous admettons et dont nous allons rapporter plusieurs exemples.

Ophthalmies aiguës.

Ire *observation.* Un jeune homme de vingt-deux ans, jouissant d'une constitution lymphatique-sanguine, fut atteint, dans le mois de mars 1822, d'une ophthalmie aiguë qui s'étendait également sur les deux yeux. La maladie parut d'abord peu grave, et le malade pouvait vaquer à ses occupations d'agriculteur. Il fut consulter un pharmacien qui lui ordonna un collyre si stimulant, qu'en moins de quarante-huit heures il fut dans l'état suivant : les yeux étaient fermés, leur volume énorme, les paupières d'un rouge transparent à leur surface, leurs bords de la couleur d'écarlate, et elles étaient tuméfiées ainsi que les parties supérieures des joues. Le malade ne pouvait exercer aucun mouvement des paupières, il

éprouvait des douleurs de tête intolérables, accompagnées du délire, et le pouls était dur et fréquent.

J'eus recours dans ce cas à deux saignées générales,
à de grandes applications de sangsues sur les tempes,
et enfin à des topiques émolliens et au tartre stibié
comme dérivatif. Ces remèdes furent mis en pratique
pendant six jours, mais inutilement; les douleurs
restaient toujours les mêmes et le délire était tel,
malgré la faiblesse organique où je tenais le malade,
que j'avais à redouter des suites funestes. Dans ces
circonstances, j'avais à craindre un abcès oculaire,
et pour conserver le malade, je devais suivre le conseil
d'inciser l'œil avec un bistouri, ainsi que quelques
praticiens en ont donné l'exemple. Tel ne fut cependant pas mon parti : je suivais alors une autre théorie
que je m'étais créée depuis quelque temps, et que je
n'avais pas appliquée à de tel cas. Je cherchai donc à
ouvrir les paupières ; celle de l'œil droit résista; il
n'en fut pas de même de celle de l'œil gauche, et avec
mes ciseaux courbes je pratiquai une incision qui
avait pour but de détruire les faux rapports des capillaires entre eux de l'organe affecté.

Ce moyen curatif eut un plein succès; les douleurs
se calmèrent à l'instant même du côté où j'avais incisé, et le lendemain, celles de l'œil opposé furent
aussi moins vives. Je continuai à me servir des antiphlogistiques comme par le passé, et après quelques
jours de traitement, le malade fut à même de voir de
l'œil où j'avais pratiqué l'opération, tandis que la vision de l'autre était complètement éteinte.

2ᵉ *observation*. Madame Lemoine, âgée de vingt-
cinq ans, d'une forte constitution, demeurant près

de Lille, était atteinte, au mois d'avril 1828, d'une ophthalmie de l'œil droit, maladie qui durait depuis un mois. Elle en attribuait la cause à un refroidissement, et, jusqu'à l'époque où l'on me consulta, on s'était servi des antiphlogistiques. La vision n'était plus distincte, la lumière était pénible, toute la membrane opaque d'un rouge livide et formant un bourrelet autour de la membrane transparente; le mouvement des paupières transmettait la même impression que si elles avaient glissé sur des graviers, et le globe de l'œil donnait la sensation d'une masse, moins pesante quelques instans après que la malade était couchée que lorsqu'elle était debout.

A cette époque, j'avais une bonne expérience, et loin de perdre mon temps dans l'emploi de remèdes inutiles et dangereux, comme dans le cas précédent, je me déterminai à détruire de suite les faux rapports des capillaires phlogosés, et, avant de sortir de mon cabinet, la malade éprouvait une amélioration des plus sensibles et elle arriva à la santé en très-peu de jours.

3e *observation.* Entre Arcy-Saint-Restitut et Fère, existe un hameau où résidait une jeune mariée d'une vingtaine d'années et d'une santé des plus robustes. En 1820, au printemps de cette année, elle fut atteinte d'une inflammation du sac lacrymal; elle se rendit à Soissons pour consulter un oculiste renommé dans le pays. On lui conseilla des topiques émolliens; le mal ne cessa de faire des progrès, et après vingt jours de souffrance, je fus appelé pour lui donner mes soins. Je l'observai dans l'état suivant: tout l'angle interne du globe de l'œil était d'une couleur rouge vive, qui perdait de cette intensité à mesure qu'elle s'étendait vers l'angle opposé; la membrane transparente était plus brillante sans être phlogosée, la lumière insupportable ; les paupières avaient leurs mouvemens peu étendus, et ceux-ci portaient la malade à croire qu'elles agissaient sur des graviers ; toute la joue, surtout dans la région placée entre l'œil et le nez, était rouge et tuméfiée ; mais sur le sac lacrymal, elle présentait une tumeur plus rouge et plus douloureuse qu'aucun autre point de la région affectée qui était brillante, et causait un pouls dur et fréquent. La plus légère pression exercée sur cette tumeur était intolérable et ne faisait sortir aucune espèce de matière par les points lacrymaux.

On avait employé les topiques émolliens; j'eus recours encore à leur emploi et aux sangsues; leur emploi réitéré ne faisait qu'exaspérer le mal, et dès lors je pris le parti d'agir dans le sens de la nature, et au même instant la douleur fut détruite et la malade guérie en peu de jours.

Ainsi, d'après les faits qui précèdent, dans les ophthalmies comme dans les autres maladies, les antiphlogistiques et les sangsues sont loin d'avoir l'effet qu'on leur attribue. Dans la première observation, j'ai commis plusieurs fautes : d'abord, j'ai été trop docile aux anciens préjugés, et j'aurais dû moins attendre l'emploi des remèdes dont l'effet devait me paraître utile et non dangereux ; ensuite, je ne remontais pas assez à la cause première du mal, car dans le cas contraire, j'aurais renoncé et aux émolliens et aux sangsues, pour faire un usage complet de tisanes appropriées à l'altération du sang, et mettre plus en

jeu les exhalans et les sécréteurs. Mais on n'arrive
pas en un jour à l'application des principes que suit
la nature, et, dans tous les cas, les succès obtenus de
suite par le moyen curatif que j'indique, sont une
preuve matérielle que ces moyens ont un heureux
effet, puisque, dans la première observation, l'œil qui
les reçoit conserve ses fonctions, et que l'autre les perd.
Dans la seconde observation, je trouve encore cette
preuve par la rapidité avec laquelle j'obtiens la guérison. Ce moyen, à cause de l'importance de la vision,
est des plus précieux : par lui, on empêche le gonflement de la muqueuse, la formation de petites émi-
nences qui sont autant d'abcès, et celles de plaies
réelles dont la cicatrisation, en rendant le tissu trop
dur et trop épais, finit par détruire la vue.

Ce moyen varie néanmoins dans son application :
ainsi je n'ai pas su m'en servir d'une manière rigoureuse dans le premier cas; car je n'aurais pas eu besoin de chercher à ouvrir les paupières, puisque la
phlegmasie était étendue sur ces voiles. Ensuite, il
n'est pas constamment capable d'arrêter et de détruire
le mal, vu qu'il est des ophthalmies tellement dépendantes d'une altération des fluides et des fonctions du système capillaire, que ce remède ne peut
que pallier le mal, et encore doit-on alors bien choi-
sir les points sur lesquels on doit agir et les instru-
mens qui doivent servir, si l'on ne veut le rendre
dangereux.

C'est surtout la troisième observation qui donne
du poids à ce remède. Il n'est pas question du tout
de cette maladie dans les ouvrages de médecine, et
cependant comment l'aurai-je combattue, si je n'avais

été conduit par analogie à me servir de ce moyen curatif? J'aurais agi comme certain professeur de chirurgie de Paris, auquel je soumis cette question, et qui me répondit qu'il se serait borné à se servir des antiphlogistiques, et ensuite à *attendre*. Ainsi, la malade souffre horriblement, et il faudra *attendre !* Cependant tiendrait-on ce langage, si l'on appréciait l'anxiété des douleurs, le danger du mal, la formation d'un abcès dans la joue, une ophthalmie des plus graves et la destruction du tissu muqueux du sac lacrymal? Raisonnerait-on ainsi, si l'on tenait compte du but vers lequel tendent les efforts organiques et des moyens cruels qu'ils emploient? Non, sans doute, et, par le plus simple des remèdes, ils éviteraient les maux les plus graves.

J'aurais pu multiplier les faits sur ce sujet, mais ce serait inutile; ils suffisent sans doute pour prouver que les antiphlogistiques sont loin d'être les seuls remèdes utiles, et que l'on en ignore dans la pratique qui sont beaucoup plus important que ceux que l'on connaît, et je passe au second article.

ARTICLE DEUXIÈME.

Ophthalmies chroniques.

Ces maladies sont très-communes et leur existence très-longue.

1re *observation*. Madame Castelane, d'un tempérament sanguin, âgée de 35 ans, demeurant faubourg de la Barre, à Lille, était atteinte, au mois de décembre 1827, de deux ophthalmies qui duraient depuis cinq ans. Les muqueuses opaque et transparente, celle qui revêt les paupières et leurs bords, étaient d'un rouge écarlate. Sur le milieu de la muqueuse transparente de l'œil droit, cette membrane offrait une destruction des tissus , plaie que l'on observait également sur la même muqueuse du côté opposé, et seulement sur les deux tiers externe et interne, et non sur le milieu. La lumière était très-pénible et très-douloureuse ; la malade ne pouvait depuis long-temps distinguer aucun corps , ni se conduire seule, et par conséquent ses yeux étaient toujours larmoyans et les mouvemens des paupières douloureux.

Cette malade avait éprouvé, dans l'espace de cinq ans, tous les traitemens connus contre son affection dont elle rapportait l'origine à la suppression d'une éruption cutanée, qui était pustuleuse et très-étendue d'après le récit qu'elle m'en fit. Elle avait mis en usage topiques émolliens, sangsues, dérivatifs, pommades, collyres astringens, etc., sans jamais pouvoir obtenir aucune amélioration, et se louait moins des antiphlogistiques que de tout autre remède. Après tant d'essais infructueux, elle n'espérait plus retrouver la vue, lorsque je fus consulté. Si je n'avais été convaincu qu'une foule de maladies dépendent d'une composition non naturelle des humeurs, l'histoire seule de cette affection m'en aurait donné l'idée ; car la malade insista beaucoup sur la cause à laquelle elle attribuait son état présent. Dailleurs, ses chagrins et son peu d'aisance, tout contribuait à émettre cette idée. Quoi qu'il en soit, j'envisageai cette maladie comme les dartres, les ulcères, etc.; je ne vis en elle qu'une preuve que les exhalations ou les sécrétions étaient privées de leur activité ordinaire , et que l'excitant général n'avait plus sa composition naturelle. Telle fut mon opinion , et en la mettant en pratique d'une manière rigoureuse , j'ai réussi à opérer la cicatrisation des points ulcérés, à détruire les deux ophthalmies , et en un mot, à rendre à la malade une vue faible , il est vrai, mais qui la met en même de vaquer à ses affaires et d'élever sa famille. Il a fallu peu de jours pour obtenir un mieux sensible, et trois mois pour la ramener à l'amélioration ci-dessus.

2e *observation.* Madame......, âgée d'une quarantaine d'années, d'un tempérament bilieux et douée d'une grande sensibilité , était atteinte, au mois d'avril 1828, d'une ophthalmie du côté gauche qui durait depuis six mois. La malade ne distinguait aucun corps , tout lui paraissait confus, et la cornée transparente était dépourvue de son brillant et voilée comme par une espèce de nuage. La cornée blanche était parcourue par de nombreux vaisseaux rouges , dont quelques-uns étaient très-gonflés ; leur nombre était si considérable que la membrane paraissait presque uniformément rouge ; la lumière était pénible ; les mouvemens de la paupière causaient aussi une impression désagréable , et l'œil larmoyait peu.

Dès son début, cette maladie était aiguë , et elle avait existé quatre ans auparavant, époque où elle disparut en peu de semaines. Dans l'intervalle, cette dame éprouva souvent des éruptions érysipélateuses ; depuis l'existence de la dernière maladie , elle y était encore sujette, et quand elles paraissaient, l'œil opposé était sujet à une ophthalmie légère. On em-

ployait depuis long-temps les privations et les antiphlogistiques sans aucun succès.

J'ai agi comme dans le cas précédent, et, comme
dans ce cas, je n'ai obtenu qu'une amélioration très-
forte, et non la guérison complète, Madame..... distingue tous les corps à une distance de quelques pieds,
et qui sont placés du côté interne; tandis qu'en face
et légèrement en dehors, il n'en est pas de même,
parce qu'il reste sur le milieu du tiers externe du
miroir un reste de cicatrice à peine sensible.

Tous les malades de cette espèce que j'ai traités
étaient presque tous sujets à des éruptions antérieures
au mal, et qui très-souvent existaient encore chez
eux pendant le traitement. Rue Cour de Paris, à Lille,
une demoiselle de quinze ans fut long-temps sujette
à d'innombrables petits furoncles avant d'être atteinte d'une terrible ophthalmie. J'ai vu un maître
maçon, rue Faubourg-Notre-Dame, à Lille, homme
très-fort, être réduit à deux ophthalmies qui avaient
paru après une forte éruption de furoncles, éruption
qui reparaissait même par intervalle quelques mois
après que le traitement avait lieu. Le malade fut
aussi réduit à ce point de cécité, qu'après un an de
souffrance, il ne pouvait ni distinguer une pièce de
cinq francs, ni se conduire seul. Tantôt ce sont d'autres causes qui y donnent lieu, et de ce nombre est
le tempérament lymphatique : j'ai vu un enfant,
dont la vue était presque éteinte, ne la retrouver
qu'après l'usage des remèdes propres à modifier ce
tempérament.

Voilà ce que l'expérience m'a démontré dans ces
maladies, et par conséquent on doit voir par là ce

que signifient pour la guérison les pommades, les collyres, les sangsues, etc. Le traitement, tel qu'il est établi dans ce cas, ne peut presque toujours qu'ajouter au mal, puisque l'on combat les remèdes que la nature emploie pour le guérir. Les éclectiques comptent beaucoup sur les vésicatoires où les sétons. C'est encore presque toujours une erreur; car par la suppuration qu'on établit, tout en faisant comme la nature elle-même, on ne doit pas espérer pour cela de déplacer la phlegmasie, puisque sa cause est si générale et si ancienne. Dans les ophthalmies, les dartres, les ulcères, etc., tous les remèdes locaux ne signifient presque rien et sont dangereux en général comme ceux des broussaisiens. Pour réussir dans ces cas, il faut porter son attention sur toute l'économie, et stimuler souvent la vue au lieu de se servir des abexcitans. Cependant ces moyens doivent être employés à propos, car en reproduisant une ophthalmie aiguë, on a à craindre une altération plus profonde de la muqueuse, et souvent la perte du peu de vision qui reste. Ensuite on a beau se servir de ce moyen, si la cause n'est pas détruite, le mal reviendra à coup sûr au point où il était, si toutefois il ne fait pas des progrès.

ARTICLE TROISIÈME.

Lésions organiques de l'œil.

Ces maladies sont très-communes et toujours la suite des inflammations. Elles ont leur siége dans la muqueuse ou dans le tissu fibreux. Je vais en rapporter quelques exemples.

1re *observation*. A Villemoyenne, village dépendant de Fère-en-Tardenois, existe un cultivateur dont le nom est Carré. En 1821, je donnai mes soins à l'une de ses demoiselles, âgée de sept ans : elle avait la vue entièrement voilée, la membrane transparente était couleur de lait sans aucun reste d'inflammation, et cette enfant était réduite à ne pouvoir se conduire seule. C'était à la suite de deux ophthalmies aiguës que cet état organique, qui existait depuis quelque temps, était survenu. Cette enfant avait un tempérament sanguin, et, conduit en partie par la constitution physique de la malade et les principes que je m'étais faits, je parvins en quelques semaines à lui rendre la vue.

2.e *observation*. Rue de Paris, à Lille, n° 237, existe un monsieur appelé Delsalle. Cet homme, âgé de quarante ans, était atteint depuis une vingtaine d'années de deux ophthalmies qui couvraient jusqu'aux bords des paupières. Ces deux affections morbides, accompagnées d'une fistule lacrymale, avaient fini par produire une taie sur le milieu de chacune des cornées transparentes. A droite, du côté de la fistule, la taie était comme une lentille, et son centre paraissait réellement plus enfoncé que les bords. Elle interceptait les rayons lumineux, et le malade ne pouvait voir de cet œil que les objets placés entièrement sur les côtés ou à ses pieds. A gauche, la tache consistait en une cicatrice uniforme, plus petite que la première, mais assez étendue pour que les rayons ne pussent arriver à la rétine qu'autant qu'ils tombaient sur les bords de la circonférence de la cornée transparente. Quant à la fistule, elle était très-prononcée.

Pendant la durée du mal, on tenta d'abord deux fois l'opération de la fistule sans succès, et, malgré d'autres remèdes, le mal fit néanmoins des progrès. Appelé dans ce cas, j'ai d'abord opéré avec succès, et ensuite mettant en pratique les principes que je me suis créés, j'ai presque enlevé les deux ophthalmies, et avec elles la taie droite a été cicatrisée ; elle est devenue bien plus petite, et la gauche est passée à cet état qui simule un nuage si peu prononcé, qu'il faut un grand jour et une grande attention pour la découvrir. Par ce traitement, qui a duré près de trois mois, le malade a acquis de grands avantages : non-seulement son inflammation existe à peine, mais, par l'amélioration des deux taies, il voit les corps d'une manière plus directe, et il n'est plus sujet à arriver un jour à la cécité complète.

3e *observation*. L'enfant de M. Crocsel, cultivateur à Wingles, près de Lille, âgé de dix ans, ne voyait presque plus assez pour se conduire depuis deux violentes ophthalmies, et la membrane transparente de chaque œil était presque entièrement voilée par deux larges albugo ou taies.

L'enfant était très-pléthorique ; j'ai suivi le traitement qu'indique un pareil cas ; et en quinze jours, l'amélioration a été sensible et la santé presque entière en un mois.

Souvent ce n'est pas la muqueuse qui s'altère, mais la membrane fibreuse, placée sous la muqueuse transparente, perd la contractilité de son tissu et se distend pour venir faire une saillie plus ou moins grande entre les deux paupières. Souvent il se forme encore, aux dépens des tissus, un épaississement considérable.

4e *observation*. Le nommé ...., demeurant près de Lille, fut atteint, dans les derniers jours d'hiver de 1828, de deux ophthalmies des plus violentes, à la suite d'une suppression subite d'une blennorrhagie vénérienne : l'une entraîna complètement la perte de l'œil droit, et l'autre laissa à sa suite une saillie correspondante à la cornée transparente, et qui embrassait pour ainsi dire toute sa surface. Sa longueur était environ de deux lignes. Le même jour, j'ai été consulté pour une autre lésion de la même espèce, qui avait au moins un pouce de longueur et dont la base avait la longueur du diamètre de la cornée transparente.

Le traitement de ces tumeurs varie : quand elles ne dépendent que d'un simple épaississement des tissus, alors le succès est certain, en se rappelant pourquoi ces tumeurs existent. En effet, le cas que je rapporte en est la preuve. Par ce procédé, la tumeur diminua rapidement et s'effaça entièrement pendant quelques jours ; mais une hydrophthalmie déjà créée fit bientôt des progrès, et la tumeur reparut.

5e *observation*. Lacroix est une commune située dans une plaine fertile près d'Oulchi-le-Château. J'y fus appelé, en 1821, pour donner mes soins à une femme appelée Boileau. Elle était âgée de quarante ans, d'un aspect terreux, et se plaignait depuis deux ans de douleurs vives dans l'œil

gauche. Elle avait éprouvé d'abord une ophthalmie
aiguë qui était passée à l'état chronique, d'où était
née sa maladie actuelle. En voici le tableau : l'œil
était atrophié, sa convexité très-diminuée et la muqueuse transparente devenue d'un blanc grisâtre; en
dedans, vers l'angle interne de l'œil, la muqueuse
opaque était parcourue par un certain nombre de
vaisseaux rouges ; en bas et légèrement en dehors,
elle était rouge tuméfiée et résistante, et formait par
son gonflement un bourrelet considérable. Une chaleur brûlante et des douleurs continuelles, ressenties
dans cette région, étaient la suite de cette lésion organique.

Dans cet espace de temps, elle eut recours à plusieurs personnes de l'art, et entre autres à un oculiste qui jouissait d'une grande réputation. Ces médecins lui conseillèrent tous les remèdes connus et
inutilement : ni les sangsues, ni les topiques émolliens, ni les stimulans ne purent arrêter le mal; il
était même devenu si douloureux, qu'il ne permettait plus le plus léger sommeil, que l'opium, soit à
l'extérieur, soit à l'intérieur, était impuissant, et
que, d'après une consultation, on avait pris le parti
de conseiller à la malade de subir l'extirpation de
l'organe souffrant.

Telle est l'histoire fidèle de ce cas de pathologie
que j'ai rencontré encore à Paris, et contre lequel
le premier chirurgien de la capitale n'avait pas été
plus heureux que les médecins de la province. Consulté dans ces circonstances, je pris le parti de détruire de suite les faux rapports des tissus morbides
entre eux, et de leur donner ensuite des rapport·

appropriés à leur nouveau mode d'être, et non-seulement les douleurs se calmèrent instantanément, mais encore le mal disparut entièrement en peu de jours, et la malade ne fut réduite qu'à conserver un œil atrophié.

Si maintenant je passe en revue les observations précédentes, on voit que les lésions organiques de la vue sont très-différentes les unes des autres. Dans la première, la cornée transparente est devenue blanchâtre; elle était, pour ainsi dire, à l'état naturel de la muqueuse opaque. Mais quel est le caractère de la maladie? consiste-t-il dans un épaississement du tissu? Si l'on raisonne par analogie, si l'on remarque qu'une portion du derme phlogosé pendant quelque temps devient toujours plus dur, plus résistant que dans l'état naturel, l'on ne peut qu'admettre cette idée. Quant à sa formation, elle dépend d'un surcroît de nutrition dans les capillaires, qui fait que ces vaisseaux sont plus rapprochés et que les fluides qui les parcourent y sont moins abondans que dans l'état primitif. Ce qui me fait penser ainsi, c'est que cette loi est générale : dans les végétaux comme dans les animaux, les organes deviennent d'autant moins brillans que les canaux qui les composent sont plus épais, moins transparens et moins propres à laisser réfléchir la couleur des fluides qui les parcourent.

Cette opinion me paraît fondée; cependant, si le mal existe chez un scrophuleux ou chez un enfant dont l'ophthalmie aura dépendu d'une autre cause, on doit bien sentir que le traitement ne sera plus le même, si l'on veut prétendre à la guérison. C'est, en effet, ce qui est positif; aussi la petite de M. Carré, qui était sanguine, fut-elle traitée bien différemment d'un autre enfant du même âge, qui, depuis plusieurs mois, ne voyait plus que d'une manière très-confuse, à cause de deux ophthalmies chroniques. Chez la première malade, l'abexcitation fut mon seul remède, et chez l'autre ce fut un moyen curatif inverse.

Ces lésions organiques disparaissent facilement chez les enfans; j'en ai vu dont la vue était entièrement éteinte, à cause de ces maladies, revenir à la santé entière; et plus ils sont jeunes, plus ils sont à même d'obtenir ce bienfait. L'expérience est en faveur de ce que j'avance, phénomène morbide qu'il est facile d'expliquer en remontant au mode d'être de l'organisation à cette époque. Si l'on n'a pas la même espérance plus tard, on peut cependant arriver à des résultats heureux, et le sujet de la deuxième observation est une preuve de cette vérité. Une remarque à faire, c'est que par suite des ophthalmies les yeux restent si susceptibles, que si l'on ne prend de grandes précautions contre cet état morbide, l'inflammation se répète facilement.

La troisième et la dernière observation sont une preuve matérielle que l'on a ignoré jusqu'à ce jour la formation des squirres aux yeux, comme dans d'autres régions. Quand cet état arrive, n'y a-t-il pas plus que de la déraison d'espérer de guérir par les antiphlogistiques ou de calmer les douleurs par les opiacés? Il n'existe aucun rapport entre ces corps et le mode d'être du tissu affecté. Au reste, la faute où l'on tombe ici est générale; et s'il est vrai qu'en suivant mes principes on se dispense dans la pratique d'extirper les yeux, on a encore les mêmes avantages dans les cas où il se forme des maladies pareilles dans les autres régions; on n'est pas alors forcé, pour conserver les jours du malade, de lui couper bras et jambes. En 1821, à Fère-en-Tardenois, je donnais mes soins à une femme appelée Angélique Oudot, qui depuis trois ans était atteinte d'un vaste squirre qui embrassait tout le muscle deltoïde droit. On avait employé les fondans; j'eus recours, à mon tour, aux sangsues, aux émolliens, etc. Si je n'avais eu d'autres ressources médicales que celles des éclectiques ou des broussaisiens, c'était encore un bras de moins et un sujet de plus pour illustrer quelque Dupuytren provincial; car, en province comme à Paris, on trouve d'adroits coupeurs.

Dans tous les cas où une portion de vue existe encore avec cet état squirreux, on peut à coup sûr diminuer ce dernier et par conséquent accroître la vue, vérité précieuse inconnue jusqu'à ce jour; mais si la membrane fibreuse a perdu de sa contractilité, s'il arrive qu'elle soit distendue, alors il n'est pas douteux qu'il existe une hydrophthalmie, et on ne doit rien espérer comme chez le sujet de la troisième observation. Par suite des phlegmasies des yeux, la membrane hyaloïde exhale une plus grande quantité de fluide séreux, et comme il y a réaction de la membrane fibreuse sur ce liquide et que celui-ci réagit sur cette séreuse, on doit sentir qu'il existe une cause permanente de maladie. On peut tenter la ponction; mais la membrane fibreuse aura-t-elle le temps de reprendre son état naturel avant la formation de nouvelles humeurs ? Non, sans doute, à cause de son peu de vitalité, et alors on conservera une cause de de cet épanchement.

On voit que ce n'est qu'en bien analysant la vie souffrante de chaque tissu qu'on arrive à des succès ou que l'on satisfait à sa conscience sur l'impossibilité de les obtenir : je vais passer au troisième article des maladies des yeux, où plus qu'ailleurs l'on trouvera des preuves de cette vérité.

ARTICLE QUATRIÈME.

Goutte sereine ou amaurose.

Jusqu'ici, l'on n'a encore vu dans cette maladie qu'une paralysie du nerf optique et un mal incurable. Cette opinion est-elle fondée ? Je vais rapporter des faits avant de la discuter ; ils me serviront pour prouver celle que j'émettrai à mon tour, et qui diffère de la première sous le plus grand nombre de rapports.

1ʳᵉ *observation*. Mademoiselle Robertson, d'origine anglaise, âgée de quinze ans, douée d'une forte constitution physique, et non encore réglée au mois de novembre 1827, avait éprouvé une fièvre violente un an auparavant. Cette maladie générale fut accompaguée du délire, de convulsions et d'un profond coma. Ce fut en sortant de cette maladie que l'on s'aperçut de la goutte sereine dont voici le tableau. Les yeux avaient leur couleur et leur forme ordinaires, la pupille gauche était très-large et l'iris immobile. A droite, la malade étant exposée au grand jour d'une croisée, la pupille paraissait plus large qu'elle ne doit l'être dans l'état naturel, et si l'on dérobait la lumière, cette dilatation devenait plus sensible. Toujours placée de la sorte, tous les corps lui paraissaient confus à la distance de cinq à six pouces, et plus loin elle n'en avait aucune idée. Un couteau blanc à découper le papier, ou bien une clef, placés à la première distance que je viens d'indiquer, ne lui paraissaient que des ombres informes qui lui servaient à diriger ses mains sur ces corps, afin de les reconnaître par le toucher. Parfois même, ces corps ne formaient pas une espèce d'ombre, si l'on n'avait la précaution de les agiter dans un endroit bien éclairé, car, dans le cas contraire, la cécité était complète; la malade ne pouvait se conduire seule. Si ensuite on cherchait à mettre en action chaque œil isolément, on acquérait la certitude que le gauche ne distinguait pas même le jour de la nuit, état qu'elle m'assura exister depuis la fièvre.

Cette maladie était accompagnée d'une amenorrhée; par intervalle, le ventre était tendu sans être douloureux, l'appétit était très-prononcé, le pouls dur et fréquent, et la tête pesante et presque toujours douloureuse.

On lui avait prodigué les remèdes connus en pareil cas, et l'on n'avait oublié ni les sangsues, ni le séton. Dans ce cas très-grave, j'ai remonté à l'influence de la fièvre sur le centre du système nerveux, j'ai tenu compte du mode de se plaindre de la malade, et, en donnant aux organes souffrans ce qu'ils réclamaient eux-mêmes, j'ai obtenu en peu de jours le résultat le plus satisfaisant : la

malade a pu non-seulement distinguer tous les corps
d'une dimension telle que celle d'une écritoire ou
d'une paire de ciseaux à une grande distance, mais
encore des grains de sable teints en bleu et d'autres
en rouge placés sur un couteau blanc à découper le
papier, et que l'on tenait à quatre pieds au moins de
distance de la vue.

L'œil gauche est toujours resté dans une amaurose
complète. La vue, loin de s'affaiblir après le traitement,
a fait encore des progrès.

2ᵉ *observation*. Monsieur Caloine, entrepreneur
des bains du Cirque, à Lille, dans le département du
Nord, est l'un des malades qui, au mois de décembre 1828, étaient atteint de l'amaurose. Doué d'une
bonne constitution physique où prédomine le tempérament bilieux-sanguin, et âgé d'environ cinquante ans, il était dans l'état suivant lors de la consultation. Les yeux avaient leur couleur et leur
forme naturelles ; l'iris exerçait ses mouvemens
ordinaires, mais avec moins de dilatation que dans
l'état de santé ; ses mouvemens étaient moins prompts
et l'on n'apercevait rien à travers son ouverture qui
dénotât une altération du cristallin ou des hu--
meurs environnantes. Le malade placé en face du
jour, tous les corps lui paraissaient profondément
noirs et toujours plats comme en silhouette, selon
l'une de ses expressions heureuses pour me peindre
sa maladie, ce à quoi il réussissait si bien, qu'il
serait à souhaiter pour l'intérêt des malades que tous
pussent agir de même. Des corps, placés à quelques
pouces de distance des yeux, paraissaient tels, et à
plusieurs pieds, le malade ne s'en formait aucune

idée, les yeux n'en recevant aucune impression.
Cette maladie , accompagnée d'une espèce de tinte-
ment dans les oreilles , était plus prononcée quand la
lumière était vive, et ne permettait plus au malade
de se conduire seul sans de grandes difficultés.

Cette affection morbide avait commencé depuis
environ deux ans, et elle était parvenue insensiblement à l'état où je viens de la décrire. Pendant ce
temps, M. Caloine consulta plusieurs médecins de
Lille, qui lui ordonnèrent les saignées, les sangsues, l'application d'un large séton à la nuque, etc.
Ces remèdes furent inutiles. Consulté pour ce cas, j'ai
suivi une marche plus physiologique, je n'ai fait
qu'obéir aux besoins organiques, et M. Caloine
a éprouvé un mieux très-sensible en une semaine,
et il est revenu à la santé en un mois, état qui,
loin de s'affaiblir, depuis près d'un an s'est amélioré;
car le malade avoue qu'il lit mieux actuellement une
écriture quelconque qu'il ne le faisait dans les premiers mois.

3° *observation.* Monsieur Dancet, propriétaire
dans les environs de Lille, d'une constitution très-
forte et pléthorique, âgé de près de soixante ans, était
paralysé de la vue depuis deux ans, au mois de février
1828. Il ignorait la cause de sa maladie, qu'il était cependant facile d'assigner. Le mal très-faible dès le début, fit insensiblement des progrès, et au mois de février, que je viens de désigner, il ne pouvait déjà plus
se conduire seul depuis plusieurs mois. A cette époque, tous les corps lui paraissaient noirs et confus,
et, comme le sujet de la première observation, il ne
voyait que des ombres informes sur lesquelles il di-

rigeait la main, afin de les reconnaître par le toucher. Je lui ai vu faire cette dernière opération pour les diverses espèces de monnaies.

Deux médecins, consultés pendant la maladie, n'avaient reconnu qu'une paralysie du nerf optique; je raisonnai autrement, et partant de mes principes, en peu de jours le malade distingua des fleurs qui étaient sur une cheminée, plus tard, un homme d'une femme placés à vingt pas de lui; il n'eut plus besoin de toucher pour reconnaître les diverses pièces de monnaie, et il fut à même de se conduire seul, état qui, après avoir été diminué pendant quelques semaines par l'inobservation des règles prescrites, a enfin reparu sans discontinuer.

4ᵉ *observation.* Mademoiselle P....., demeurant rue des Trois-Molettes, à Lille, est douée d'une sensibilité très-forte, et au mois de février dernier, elle se plaignait depuis long-temps de palpitations, de douleurs de tête presque continuelles, de migraines très-fréquentes et d'une diminution très-sensible de la vue gauche. Elle ne pouvait distinguer une pièce de cinq francs placée à un pied de distance des yeux. Cette maladie l'affectait beaucoup, parce que les remèdes déjà tentés n'avaient eu aucun succès. Je fus consulté; ici, j'ai rencontré plus de difficultés dans le traitement, et ce n'est que dans l'espace de plus d'un mois que j'ai obtenu une amélioration très-forte, et qui augmentait encore long-temps après.

5ᵉ *observation.* Un jardinier appelé Lepère, âgé de quarante-cinq ans, d'un tempérament bilieux-sanguin, habitant l'un des faubourgs de Lille, se plaignait, au mois d'avril 1828, depuis environ deux ans, de sentir sa vue s'éteindre. Ce fut à la suite de douleurs de tête les plus violentes que parut cette maladie. La tête devint alors si lourde qu'il lui semblait, disait-il, qu'il supportait une maison. C'était pendant le jour et surtout à midi que le mal paraissait, tandis qu'il en était exempt pendant la nuit. La cause de ces douleurs remontait au passage subit du chaud au froid que Lepère avait supporté. A mesure que la vue diminua, les douleurs perdirent de leur acuité, et voici quel était l'état du malade, au mois d'avril, que je viens de citer. Les yeux avaient leur organisation naturelle; seulement la pupille restait moins dilatée que dans l'état ordinaire ; tous les corps paraissaient confus; il éprouvait la plus grande difficulté à se conduire seul. Les douleurs anciennes n'existaient plus au front, ni sur le reste du crâne; mais aux joues et au menton, elles étaient encore toujours vives pendant le jour; il lui semblait que parfois ces régions étaient tourmentées par des dards.

Dire que ce malheureux ouvrier avait tout éprouvé à cette époque, qu'il avait mis en pratique le traitement antiphlogistique conseillé par les médecins de Lille, qu'on lui avait appliqué un séton à la nuque, c'est inutile, et je passe à l'idée que nous devons donner du traitement. Quelle était ici la cause première de la maladie? C'était un refroidissement pendant que Lepère était en sueur. Et quel sera l'effet de cette première cause? Celui, d'après l'analyse la plus sévère, d'enrayer d'autres exhalations et de nuire sur-

tout au mode de nutrition. Voilà un fait positif, et
par conséquent le traitement est prescrit par le mal
même. Ici donc, j'ai agi comme dans les cas précédens, j'ai écouté les cris douloureux de l'organisme, et
quoique le traitement fût loin d'être le même, j'ai
obtenu une amélioration considérable en peu de semaines. Par l'usage de mes moyens curatifs, il voit
bien mieux qu'il ne faisait, et les douleurs qui le tourmentaient n'existent plus. Ce malade est très-inté-
ressant sous le rapport de son courage, et il est fâcheux qu'il n'ait pu ménager long-temps sa vue, il
aurait obtenu de plus grands avantages; mais il n'est
que trop vrai que la pauvreté rend souvent les maladies incurables, et qu'ici elle produira une rechute.

6e *observation*. Le 13 juin 1828, M. Delcambre,
négociant, demeurant à Lille, contour de l'église
Saint-Maurice, n° 17, se plaignait, depuis environ
six semaines, d'une extinction de la sensibilité de
l'œil gauche. Cet organe restait fixe du côté du nez,
et ne pouvait lire le texte d'un livre dont les caractères étaient volumineux, ni distinguer les aiguilles
d'une montre placée à un pied de distance de cet œil.
La tête n'était nullement lourde, et le malade n'é-
prouvait aucune douleur. Ce monsieur, âgé d'une
quarantaine d'années, est d'une taille moins que
moyenne, mais d'une sensibilité très-vive. Il attribuait sa maladie à un moment d'exaltation de cette
sensibilité. Il avait consulté un médecin à Paris, qui
lui avait ordonné, pour tout remède, une saignée
générale et l'usage des tisanes antiphlogistiques. Il
n'obtint aucun effet de ces remèdes, et arrivé à Lille,
après avoir consulté encore un médecin inutilement,

il prit le parti de se confier à mes soins. J'ai agi selon
les principes que je me suis créés depuis, et partant
de la nature du mal, j'ai suivi un traitement qui, en
moins de six jours, a diminué très-sensiblement le
mal, et qui, en peu de semaines, avait eu un effet
tel, que l'œil avait acquis sa force de vision ordinaire
et retrouvé ses mouvemens naturels.

7° *observation.* Mademoiselle Trachet, demeurant à Bondues, près de Lille, âgée de vingt ans,
d'un tempérament lymphatique, éprouva des douleurs de tête violentes au mois d'août 1825,
qu'elle attribua à un refroidissement pendant qu'elle
était en sueur. Ces douleurs disparurent à la longue,
et plus tard cet avantage fut remplacé par une autre
maladie ; elle sentit sa vue s'affaiblir, et au mois d'août
1828, la vue restait toujours trouble, surtout pendant un jour vif; au matin en sortant du lit, la malade éprouvait plus fortement encore cet état pendant
des heures entières. A cette même époque, fixait-
elle un objet, ou bien baissait-elle la tête, elle cessait
complètement d'y voir ; la pupille était plus dilatée
que dans l'état naturel, la tête lourde ; elle entendait aussi confusément ; sa marche était peu as-
surée, et tous ses traits annonçaient un dépérissement
général.

Cette maladie s'aggravait de jour en jour, malgré
les saignées, les sangsues, les vésicatoires, etc., que
les médecins lui conseillaient. En analysant bien
les symptômes, on sent qu'ici le traitement ne fut
pas le même que dans le cas précédent, et cependant,
malgré la gravité du mal et sa durée, je suis parvenu
à détruire complètement le mal en peu de semaines,

avantages que la malade possède depuis plusieurs mois.

8ᵉ *observation*. M. Clays, d'un tempérament bilieux, âgé d'une quarantaine d'années, domicilié à Dunkerque, où il exerce la profession de maître marinier, et que M. Delgut, négociant, quai de la Basse-Deule, à Lille, a conduit chez moi, était atteint de la goutte sereine. Au mois de juillet 1828, époque où il vint me consulter, il se plaignait depuis six ans environ de cette maladie. Cet homme était presque entièrement aveugle; il ne pouvait distinguer les corps que lorsqu'ils étaient à très-peu de distance de ses yeux, et il lui était impossible de voir les aiguilles d'une montre placée à un pied de distance de la vue. Les pupilles étaient moins dilatées que dans l'état de santé, et le malade accusait des douleurs de tête qui diminuaient d'intensité depuis que la vue s'éteignait, et auxquelles il faisait remonter l'origine de la paralysie. Quant aux douleurs, il se rappelait qu'elles étaient survenues à la suite d'un refroidissement pendant qu'il était en sueur.

Depuis l'apparition de sa maladie, M. Clays éprouva divers traitemens, fit usage surtout des vésicatoires, des sangsues et de quelques purgatifs, et toujours inutilement. Cet homme n'était nullement pléthorique, et les douleurs de tête, qu'il rapportait en général au pourtour du crâne, étaient loin de m'indiquer le traitement broussaisien. D'ailleurs, il avait été mis en pratique ainsi que celui des éclectiques, et par conséquent il me fut snggéré, comme dans le cas précédent, par les plaintes de l'organisme lui-même et par l'histoire du mal. En suivant cette route, j'ai encore obtenu un succès marquant, et je ne pense pas que jamais dans ces cas on me surpasse; car M. Clays a éprouvé non-seulement une amélioration réelle avant de sortir de mon cabinet de consultations, mais trois jours après elle était très-forte, les douleurs avaient aussi disparu, le malade voyait les aiguilles d'une montre à plus de quatre pieds de distance, et le quatorzième jour de son traitement, ce malade, placé dans son bateau amarré quai de la Basse-Deûle, à Lille, distinguait fort bien la croix qui couronne le clocher de l'église de la Madeleine, distance qui prouvait une guérison complète, avantage qui n'a point cessé d'exister depuis.

9e *observation*. Mademoiselle Déjardins, demeurant rue d'Amiens, à Lille, d'un tempérament qu'on nomme nerveux, âgée de soixante ans, d'un caractère moral fait pour contribuer au bonheur de la vie, et habitant tantôt Lille, tantôt la campagne, eut toujours pendant son existence une vue très-courte. A l'époque où celle-ci était la plus forte, à peine si à la distance de quatre pieds elle distinguait les aiguilles d'une pendule ordinaire. Il y a plusieurs années, elle éprouva aussi un accident des plus graves; l'œil gauche fut atteint d'une ophthalmie violente, il s'atrophia et la vision en fut éteinte. Malgré l'âge et cette dernière perte, l'œil droit conservait ses fonctions; mais, depuis le mois de décembre 1827, elle sentait sa vue s'affaiblir, et, au mois de juillet 1828, le mal était arrivé au degré qui suit : la malade ne pouvait plus lire les gros caractères d'un livre, quelque rapproché de la vue que fût ce dernier, et il lui était impossible de voir les aiguilles d'une montre placée à trois pouces de distance de la vue; la pupille était moins dilatée que dans l'état de santé; le mal était arrivé insensiblement sans être accompagné de douleurs, d'étourdissement, ni d'aucun autre symptôme quelconque, et la malade ne cessait de m'observer que, si on *lui enlevait le brouillard qui lui dérobait les objets, elle serait guérie.*

Dans ce cas, où l'expression morbide avait un caractère bien différent de celui des malades précédens; il n'existait ni douleurs ni pesanteurs de tête, et, par cette même raison, le traitement n'a pas été le même : j'ai ordonné à la malade un régime tonique, tandis que les sujets des première et deuxième observations ont été soumis à la diète; et j'ai stimulé des organes chez la première malade, que j'ai placés dans l'anexcitation chez les autres. En suivant cette marche, j'ai évité la routine, et, par une conséquence naturelle, je suis parvenu à obtenir encore un succès complet; car la vue de cette intéressante demoiselle a été améliorée en bien peu de jours; en moins d'un mois, elle a pu lire dans un livre quelconque, et dans une quarantaine de jours, elle était parvenue à distinguer les aiguilles, soit d'une montre, soit d'une pendule, presque entièrement à la même distance que dans l'état de santé le plus prospère; état qui ne cesse de se maintenir depuis plusieurs mois, tandis que par le traitement que lui avaient ordonné des médecins de Lille, elle n'avait éprouvé qu'un surcroît de gravité.

Voilà neuf observations sur la goutte sereine des plus remarquables; je pourrais en ajouter plusieurs autres pour prouver que l'on ignore la nature du mal, et que le traitement qu'on lui oppose, pris dans quelque secte médicale que ce soit, est plutôt funeste qu'utile; mais ces observations seraient parfaitement inutiles, et il me suffit de dire sans doute ce qui ne découle que des faits les plus positifs; c'est que toute goutte sereine ou paralysie de la vue peut être à coup sûr guérie, ou diminuée d'une manière très-sensible, pourvu qu'elle ne soit pas complète, c'est-à-dire pourvu que le malade voie les objets sans pouvoir assigner ni leur forme ni leur couleur, et à la distance la plus faible possible. Au reste, pour prouver ce que j'avance, voici un fait. La dame Rosalie Legrand, près de Lille, âgée de vingt-deux ans, et d'une très-forte constitution, perdit la vue pendant sa grossesse par suite d'une goutte sereine, et me consulta quelques années après cet accident. Voici son état : les pupilles étaient très-dilatées, toutes les deux irrégulières, l'iris ne donnait aucun signe de contractilité apparente, et quelque objet que l'on présentât à la malade, soit en plein jour, soit dans l'ombre, soit dans un jour doux, elle ne recevait aucune impression, si ce n'est de celui qui était brillant comme une pièce de cinq francs neuve, et encore il fallait que ce fût dans un appartement sombre. Une toile très-blanche produisait aussi le même effet, et alors la malade disait toujours qu'il lui semblait qu'elle voyait une couleur blanche, mais sans pouvoir distinguer l'objet qui la réfléchissait. Je tentai l'application de mes principes presque sans nulle espérance, d'après l'expérience que j'avais, et cependant, en moins de deux mois, la malade a été en état de se conduire seule dans un appartement garni de tables et de chaises, de se reconnaître au milieu de ces objets, de trouver les portes de ce même appartement, de se voir légèrement dans une glace, de distinguer fort bien mes mains et leurs doigts, une pièce de cinq francs, etc. Elle est restée quelque temps dans cette position; mais elle est presque indigente : il fallait continuer long-temps mes soins; on ne le put, et elle a vu dépérir le bien que je lui avais fait.

On ne peut sans doute aller chercher des succès dans des cas plus graves; et si j'ai pu y arriver dans ce même cas, ne suis-je pas en droit de conclure que dans tous ceux où le mal sera moindre, quoique toujours très-grave, j'arriverai à des résultats très-avantageux? ce que prouvent les observations que je viens de rapporter. Maintenant, passons à quelques réflexions sur la nature du mal et son traitement.

La goutte sereine est, dit-on, une paralysie du nerf optique. Si cela est, comment se fait-il qu'on éprouve des céphalalgies, des vertiges, un état d'engourdissement? La nature n'a qu'une marche générale, et, dans les autres paralysies, on n'observe pas tous ces symptômes. D'ailleurs, les symptômes qu'on énumère ne sont pas constans, puisqu'il est des malades qui ne les ont jamais éprouvés, et qui sont affectés de la goutte sereine. Une plus forte objection encore, c'est que le nerf optique est, comme tous les tissus fibreux, très-résistant, tandis que des tissus qui concourent à la vue le sont bien moins sans doute, et alors est-on fondé à admettre que la paralysie a son siége plutôt dans le nerf de la vision que dans d'autres tissus ? On objectera que les nerfs sont exclusivement doués de sensibilité. Cette opinion est une hypothèse ridicule; et alors que signifie la goutte sereine; Supposons, d'ailleurs, que ce nerf soit le siége du mal, on ne sera pas encore plus avancé sur sa nature. Le nerf optique n'est-il pas un composé de vaisseaux capillaires? ne se nourrit-il pas? n'exhale-t-il pas? et, pour être à même de l'apprécier, ne faudrait-il pas déterminer si le mal tient à l'ensemble du nerf ou bien à l'une des parties qui concourent à son organisation? Pour moi, la paralysie qu'amène l'action réitérée d'une vive lumière ne sera jamais la même que celle qui provient d'une transpiration subitement supprimée; et cependant à qui persuaderait-on que, dans ces deux cas, le mal soit identique, si l'on est un physiologiste dont les idées aient subi l'analyse? L'iris peut perdre sa sensibilité indépendamment de celle du nerf opti-que. Il en est de même de la membrane qui revêt le cristallin; ce dernier corps et l'humeur vitrée peuvent s'altérer encore sans que le nerf optique soit malade; et quand ils ne seront plus aptes à laisser passer les rayons lumineux ou à les réfléchir, on n'en admettra pas moins une goutte sereine, sans que le nerf soit malade. Si, d'un côté, on ne peut contester cette vérité, ne peut-il pas arriver encore que le cerveau, où siége la faculté de la vision, soit affecté sans que le nerf optique souffre, et qu'il en résulte l'amaurose? Si, au lieu d'agir comme par le passé, on appliquait rigoureusement l'anatomie générale; si l'on faisait, quand il s'agit des maladies du système nerveux, quelques lectures des œuvres du créateur de la phi-

losophie, de l'immortel Gall, on serait moins absurde quand il s'agirait de déterminer la nature
d'une maladie qu'on dit nerveuse. Quant à moi, lorsque
je me peins les douleurs qui se font sentir souvent à
la tête, avant et pendant la goutte sereine, je ne
vois dans ces symptômes que ceux qui peignent une
maladie du cerveau, et qui sont à ce viscère ce que
les douleurs ressenties aux reins, dans les hanches,
à la vessie, à l'anus, sont à la matrice souffrante.
Pourquoi en effet la nature aurait-elle une marche
différente pour peindre les affections cérébrales?

Si maintenant l'on passe au traitement, il est on
ne peut pas plus conforme aux idées théoriques,
c'est-à-dire qu'il est des plus incohérens et des plus
dangereux à la fois. Au moindre soupçon de siphilis, on administre le mercure; c'est très-rationnel.
Cependant comme il existe des blennorrhagies qui
ne sont pas vénériennes, et dont la suppression entraîne la goutte sereine, je demande ce qu'on doit
espérer dans ce cas du mercure. Ensuite le mercure
lui-même engendre la goutte sereine, et est-il rai-
sonnable alors de s'en servir pour la détruire? Si les
causes *sont inconnues*, ajoute-t-on, on aura recours
alors aux moyens qu'*une saine pratique* a jugés les plus
efficaces, et ces moyens sont *la saignée, les émétiques,
les purgatifs, les révulsifs, les frictions, les collyres,
les fumigations, les douches, les bains, les incisifs,*
etc., etc. Voilà qui est bien; mais il n'est pas rare
que la saignée soit suivie d'une paralysie complète,
ainsi que j'en ai des exemples, et il faut la repousser. Les purgatifs peuvent produire encore le même
phénomène, et par conséquent il faut les repousser

à leur tour. Quant aux sétons, aux moxas, ils sont encore plus nuisibles : le sujet de la première observation , M. Caloine, et presque tous ceux que j'ai connus, m'ont observé que constamment le mal avait acquis de la gravité après leur action. Parce que l'on avait obtenu des résultats heureux pendant leur emploi dans les paralysies des membres inférieurs , on a espéré de même pour la goutte sereine ; mais c'est parce qu'on n'a pas su comment on guérissait dans le premier cas que l'on a eu recours à leur usage pour d'autres, et leur désavantage a prouvé ce que j'avance. J'aurais beau poursuivre l'examen du traitement , je pense que ce qui précède suffit pour prouver ce que j'en ai dit plus haut, qu'il était dangereux, vérité que les faits démontrent d'ailleurs avec plus de force. Deux remèdes que l'on indique encore dans tous les livres , et que l'on ne doit pas passer sous silence, parce qu'ils rappellent le siècle de Montaigne, ce sont les cloportes que Storck a mises en réputation, et l'application des sangsues dans les narines. Et puis qu'on dise que la médecine n'est pas devenue physiologique ! Cependant, comme il est positif que chaque tissu ou organe malade, en exprimant ses maux, en indique constamment le remède, il m'est impossible de croire qu'il appelle à son secours les sétons, les moxas, les cloportes et l'application des sangsues dans les narines, puisque ces remèdes ne se trouvent pas au rang des rapports convenables à son mode naturel de sentir. D'ailleurs, mademoiselle Trachet, qui est le sujet de la septième observation, prouve ce que j'avance : les saignées, les sangsues dans les narines et les purgatifs furent loin de lui être avantageux, et cependant on devait en espérer quelque chose ; M. Vedy, médecin en chef de l'hôpital militaire, académicien distingué, les ordonnait. Partout la médecine est, comme on voit, la même ; elle indique des remèdes dangereux. Cependant, écoutez les broussaisiens ; ils ont atteint la perfection, et cela est très-appert par le recueil d'observations médicales que je publie, qui sont aussi on ne peut pas plus avantageuses à divers médecins de Lille. D'après l'expérience la plus positive, il est temps que les hommes de l'art s'imaginent que tant qu'ils seront les copistes d'un Broussais, ils multiplieront Sangrado, et qu'ils seront ridicules aux yeux de leurs concitoyens. Cette médecine fut créée pour des conscrits-médecins (1). La paix a donné le temps de méditer : cette théorie inepte doit cesser d'être. Ce n'est que du moment qu'on analysera bien les organes souffrans qu'on aura de grands succès, et c'est en partant de ce principe que je suis à même d'émettre maintenant cette opinion : que désormais la paralysie de la vue sera constamment diminuée ou guérie toutes les fois qu'elle ne sera pas complète, avantage jusqu'ici inconnu.

(1) Pour comprendre le sens de cette expression, il suffit de se rappeler que, dans le temps, des jeunes gens se firent commissionner comme chirurgiens, pour éviter d'être soldats, et qu'à leur retour de l'armée, ils furent reçus docteurs.

CHAPITRE VI.

SURDITÉ.

Quand on observe les sinuosités du pavillon de l'oreille et du conduit auditif, la nature semble n'avoir eu d'autre but dans la structure de l'organe de l'ouïe que d'accroître les réflexions du son : son ensemble présente un écho multiplié dans un petit espace. Pour obtenir ce résultat, elle est cependant moins compliquée que pour la vue, et de là vient aussi que les maladies de l'ouïe sont bien moins nombreuses. On peut, en général, les rallier à trois variétés, principales qui sont l'oblitération, le catarrhe et la paralysie, maladies qui produisent toutes le même résultat, celui de la perte plus ou moins grande de l'ouïe. Je ne citerai que des faits concernant les deux dernières, l'autre étant connue.

ARTICLE PREMIER.

Catarrhes chroniques de l'oreille.

1re *observation*. Madame H....., âgée de trente ans, d'une constitution éminemment lymphatique, demeurant carré Saint-Denis, à Paris, souffrait dans le courant d'avril 1826, de deux catarrhes des conduits auditifs, qui existaient depuis dix mois. Leur début avait été celui d'une phlegmasie violente, attribuée à un refroidissement. Cette dame, presque dans l'opulence, appela d'abord son médécin, qui n'obtint aucun succès ; ensuite elle en consulta d'autres sans être plus heureuse, et enfin elle eut recours à M. Delau. Appliquer un séton à la nuque, des sangsues derrière les oreilles, pratiquer des injections émollientes, et faire passer enfin la sonde dans les conduits auditifs, tels furent les moyens curatifs mis en usage pendant neuf mois. Quel en fut le résultat ? celui de conserver le double catarrhe, et de rendre la malade bien plus sourde qu'elle ne l'était dans le principe. Voici son état, à l'époque où je fus consulté : elle ne pouvait entendre le mouvement d'une montre à deux pouces de distance de l'oreille ; tout bruit était très-incommode ; constamment elle entendait bien moins le matin que le soir, et elle était fatiguée par une espèce de bourdonnement ; il lui semblait entendre le bruit que causent plusieurs voitures traînées sur le même pavé : le pus coulait en abondance des deux oreilles ; le séton très-large causait depuis long-temps de vives douleurs, qui s'étendaient jusqu'aux épaules ; la malade était maigre et son teint terreux.

Telle était cette dame, et partant toujours de mes principes, j'ai parvenu, en moins de trois mois, à lui faire entendre le mouvement d'une montre à plusieurs pieds de distance, et à la mettre à même de se trouver en société et de pouvoir suivre une conversation sans être fatigante.

2° *observation.* M.***, âgé de vingt-cinq ans, demeurant à Rouen, d'une bonne constitution physique, se plaignait, depuis deux ans, d'éprouver une démangeaison presque insupportable dans les oreilles. Insensiblement l'ouïe s'éteignit à un tel point, que le malade ne pouvait, du côté gauche, entendre le mouvement d'une montre appliquée sur le pavillon de l'oreille, et que de l'autre c'était tout au plus s'il parvenait à l'entendre à quatre doigts; il se plaignait d'être fatigué par des sifflemens continuels, même dans les lieux le plus silencieux. Si l'on examinait l'intérieur des conduits, on les trouvait secs, sans aucune espèce de mucus, et tapissés par des pellicules qui, soulevées, montraient la muqueuse plus rouge qu'elle ne l'est dans l'état naturel.

Ce malade avait subi plusieurs traitemens et toujours sans aucun succès. Je l'ai soumis à celui que je croyais le plus convenable d'après la nature du mal, et, en deux mois, j'ai amélioré d'une manière très-sensible le côté droit : il pouvait entendre une montre à cinq pieds de distance.

Les inflammations chroniques du conduit auditif sont longues à disparaître, et leur plus grand inconvénient, c'est qu'elles altèrent le tissu, et que celui-ci ne peut alors réfléchir les sons selon le mode propre à l'ouïe ; d'où résulte, selon le degré du désordre, une confusion d'impressions qui fait qu'on ne distingue rien d'abord, et plus tard cette altération, devenant trop forte, rend par la même raison la surdité complète. Lorsqu'on devient aveugle par suite de quelque ophthalmie, on voit confus quand la muqueuse est peu altérée, et on cesse de percevoir tout rayon lumineux quand cette muqueuse est profondément désorganisée; et pourquoi voudrait-on qu'il n'en fût pas de même pour la muqueuse de l'ouïe? N'est-elle pas un tissu de la même nature, et l'air qui l'agite n'est-il pas, comme la lumière, un fluide très-subtil?

Les surdités dépendantes de ces affections devenues chroniques sont, comme on voit, très-difficiles
à guérir, ou plutôt on n'obtient que tard des améliorations plus ou moins sensibles dans ces cas. D'après
ces faits, que je crois inutiles de multiplier, ne peut-
on pas dire que les traitemens connus sont en dehors
de la nature des choses? Je le demande, avec un catarrhe auquel on est disposé par suite de sa constitution, peut-on espérer de le guérir avec des injections
émollientes, des sangsues, et surtout le passage des
sondes dans les conduits auditifs? Non, sans doute;
loin de là, vous ajoutez à la cause du mal. Chaque
organe est bien animé, mais que n'a-t-il en partage
la parole pour exprimer ses besoins avec plus de
force, et que de sourds crieraient contre M. Deleau!
Les cas pour lesquels on doit sonder sont rares, et
alors sa manière est encore pernicieuse, puisque le
mucus ne s'accumule que dans le conduit auditif externe, d'où l'on peut l'extraire sans aller tourmenter
le conduit interne. Sans doute, comme tous les autres
médecins, il invoquera l'expérience: eh bien! elle est
contre lui, et l'on peut assurer que sur cent sourds
qu'il traitera, quatre-vingt-dix au moins sentiront
leur mal s'aggraver, tandis que j'obtiendrai un résultat inverse. Au reste, ce que j'ai dit de la cécité par
suite des ophthalmies s'applique au cas présent sous
le rapport des mauvais traitemens que l'on suit, et
je passe au deuxième article.

ARTICLE DEUXIÈME.

Paralysie de l'ouïe.

1re *observation*. Mademoiselle Maret est d'une forte constitution, son âge est de vingt ans, et elle sent que depuis deux ans l'ouïe se perd. Elle entend un bourdonnement continuel, tout son est confus, et le mouvement d'une montre placée à quelques travers de doigt des oreilles ne cause aucune impression ; elle ne ressent aucune démangeaison dans les conduits auditifs et il n'existe nul étourdissement.

Lamalade, qui se trouve domiciliée à Rouen, faisait remonter à un refroidissement l'existence de la maladie contre laquelle on avait tenté divers moyens curatifs. J'ai agi dans ce cas, selon les idées que je me suis créées sur la nature de ce mal, et en quelques jours j'ai obtenu une amélioration voisine de la santé.

2e *observation*. M. Léderer, âgé d'une cinquantaine d'années, d'un tempérament bilieux, demeurant à Deville, près de Rouen, accusait une surdité très-prononcée au mois d'octobre 1827 : il ne pouvait entendre le mouvement d'une montre placée à très-peu de pouces de distance des oreilles ; un bruit confus l'impressionnait toujours ; le conduit auditif était à l'état naturel, n'exprimait aucune démangeaison, mais la tête était lourde.

Ce malade avait déjà subi deux traitemens différens depuis sept mois, et toujours inutilement ; par

l'application de mes principes, il a été parfaitement
guéri en quelques jours.

3e *observation.* Mademoiselle Augustine N..., âgée
de vingt ans, demeurant à Lille, se plaignait, au mois
de septembre 1828, d'une grande surdité. La malade
n'entendait d'un côté la montre qu'appliquée sur le
pavillon de l'oreille, et de l'autre qu'à la distance de
treize pouces; le mal existait sans aucune douleur,
le conduit auditif était à l'état naturel, et la tête n'é-
prouvait nul étourdissement. Cette demoiselle était
pâle, et elle attribuait sa maladie à un refroidissement pendant qu'elle était en sueur, affection qui
avait paru en même temps qu'une fièvre légère.

Quand la fièvre eut disparu, elle consulta son
médecin sur cette affection qui restait, et des sangsues furent appliquées derrière les oreilles, des injections pratiquées dans les conduits auditifs, les
mouches placées au cou, et tout cela, loin de réussir, ne fit qu'accroître le mal. J'ai été consulté
à mon tour, et dans ce cas, en cherchant à remonter à la cause première, et à expliquer sa nature, j'ai parvenu, à l'aide du traitement que réclamait le mal, à améliorer l'ouïe en très-peu de
jours, et à un tel point que la malade pouvait entendre le mouvement d'une montre placée à six pieds
de distance de l'oreille moins malade. La gauche avait
aussi acquis de l'amélioration dans les mêmes proportions. Le dixième jour, elle entendait encore mieux;
mais elle a été forcée de s'éloigner de Lille; je lui ai
prescrit un traitement, et je ne sais si plus tard elle
sera guérie entièrement.

4e *observation.* La dame ***, âgée de cinquante-cinq ans, est si sourde, depuis huit ans, qu'il lui est impossible d'entendre le mouvement d'une montre autrement que placée sur le pavillon de l'oreille; elle est constamment fatiguée par un bruit tel, qu'il lui semble entendre celui que cause une maison lorsqu'elle s'écroule. Il n'existe nulle démangeaison dans le conduit auditif; la tête est seulement pesante.

Cette dame, presque maigre et d'un tempérament lymphatique-sanguin, avait essayé presque tous les remèdes contre cette maladie, qu'elle m'assurait être survenue en sortant, pendant l'hiver, d'un endroit très-chaud. Quoique la malade et la maladie eussent beaucoup d'années, j'ai obtenu encore une amélioration considérable en peu de jours, et si ses moyens pécuniaires lui avait permis de sacrifier le temps convenable pour son traitement, elle eût vraisemblablement obtenu, sinon la guérison, du moins une amélioration qui en eût été très-voisine.

5° observation. M. Célarié fils, âgé de quatorze ans, demeurant à Vazemme, rue de l'Église, commune qui est un faubourg de Lille, se plaignait, au mois de juillet 1828, d'une grande surdité qui existait depuis dix-huit mois. On l'attribuait à un grand froid, puisque le mal datait d'une époque où le jeune malade eut l'une des oreilles en partie gelée. Voici quel était son état : cet adolescent n'entendait le mouvement d'une montre, du côté gauche, qu'à six pouces, et à onze ou douze du côté opposé; parfois un bourdonnement lui faisait impression; le conduit auditif était très-sain, et le malade n'avait jamais ressenti aucune douleur de tête.

Le mal avait fait insensiblement des progrès, et

l'on avait consulté un médecin de Lille, qui s'était borné à prescrire des injections émollientes et quelques autres remèdes. Quand on s'aperçut que le mal s'aggravait tous les jours, on eut recours à mon traitement dont voici le résultat. Le malade éprouva une amélioration très-sensible en trois jours ; en une quinzaine, il pouvait entendre le mouvement d'une montre à quatorze pieds du côté droit et à une dizaine du côté opposé, et en un mois il entendait presqu'aussi bien qu'à l'état naturel.

Voilà mes résultats pour les paralysies de l'ouïe ; et qu'on ne croie pas que ces succès soient obtenus sur un grand nombre de malades ; j'ai pris les cinq premiers que j'ai trouvés inscrits sur mon registre. Dans cette maladie, il en est comme dans celle de la même espèce de la vue, on diminue ou l'on guérit à coup sûr la surdité tant qu'elle n'est pas complète.

Maintenant s'élèvent, contre le siége de la surdité, les mêmes objections que contre celui de l'amaurose. Est-ce le nerf auditif qui est paralysé ? Si cela est, pourquoi une sonde dans l'oreille est-elle aussi douloureuse ? Si l'on raisonne par analogie, d'où vient que des douleurs cruelles précèdent la paralysie d'un membre inférieur avant que la sciatique en ait annoncé la paralysie, tandis que l'on arrive à la surdité sans être sujet à ces tourmens ? D'ailleurs, dans tous les organes où il y a paralysie, il y a diminution de la nutrition, l'atrophie se manifeste ; et observez les yeux où il existe une amaurose, les conduits auditifs de celui dont on regarde le nerf de l'ouïe comme paralysé, et vous ne remarquerez nullement ces symptômes. Nous pouvons être sourds, ou parce que les organes qui transmettent les sons sont altérés, ou bien parce que l'organe qui les perçoit est lui-même affecté ; et alors je ne vois pas pourquoi on s'est avisé de placer constamment la surdité dans une extinction de la sensibilité du nerf auditif. D'ailleurs ici, comme pour l'amaurose, il m'est impossible de croire, d'après la structure des nerfs, que ces tissus soient ceux qui sont essentiellement affectés dans ces maladies qu'on nomme paralysies.

Quant au mode du traitement de cette espèce de maladie, il est aussi faux et aussi dangereux que celui de l'amaurose. On a recommandé, quand les remèdes ordinaires ne peuvent agir, de perforer la membrane du tympan. Ce conseil est dépourvu de physiologie et aussi barbare que celui de couper les sourciliers dans le tic douloureux. Quelles sont les fonctions de cette membrane ? et si l'on sait les apprécier, l'on verra que notre opinion est fondée. Que diriez-vous d'un médecin qui conseillerait de percer le globe de l'œil dans l'amaurose ? Vous frémiriez ; eh bien ! c'est le même sentiment que vous éprouverez quand vous réfléchirez à la perforation du tympan, parce qu'on ne fait alors qu'accroître le mal et le rendre incurable, ce dont je suis certain d'après mon expérience ; et, si dans quelques cas, l'on obtient un mieux, à coup sûr il n'est que d'un moment.

J'aurais désiré rapporter quelques faits relatifs à l'aphonie, mais je me bornerai à rappeler celui d'une femme d'Oulchi-le-Château, qui ne pouvait, depuis cinq ans, faire entendre aucun cri : elle avait subi plusieurs traitemens sans aucun succès, tandis

qu'elle retrouva en grande partie la parole dans celui que je mets en pratique.

Je suis persuadé que le bégaiement tient en général aux mêmes causes que l'amaurose, la surdité et
l'aphonie, et qu'il a souvent le même siége. Je
suis porté à avoir cette opinion en rapprochant les
causes de ces diverses maladies et en raisonnant par
analogie ; mais c'est à de nouvelles observations que
je me propose de faire, à décider si cette opinion est
fondée.

CHAPITRE VII.

ANGINE GUTTURALE CHRONIQUE.

1re *observation*. M. Escotet, âgé de trente ans, d'un tempérament sanguin-lymphatique, maître plafonneur à Roubaix, près de Lille, se plaignait, depuis près de deux mois, d'une chaleur dans le voile du palais et d'une espèce de douleur au moment où la déglutition avait lieu. En portant mes regards dans l'arrière-bouche, j'observai la partie supérieure du pharynx et les amygdales dans l'état naturel ; mais le voile du palais et des piliers étaient beaucoup plus rouges qu'ils ne devaient l'être, et les glandes de la muqueuse avaient un volume qui dépassait l'état normal.

Est-ce bien là une inflammation ? Si l'on raisonne par analogie, si l'on part du caractère d'une phlegmasie, il est impossible d'admettre cette maladie. Quoi qu'il en soit, on avait employé contre elle, et sangsues et gargarismes, et toujours inutilement. Mes principes sont un peu plus heureux, et en les appliquant, j'ai non-seulement guéri le mal en très-peu de jours, mais il avait beaucoup diminué avant que le malade sortît de mon cabinet.

Sans doute, on taxera ces succès d'exagération; mais les faits l'emportent sur les paroles, et depuis long-temps chaque médecin pourrait agir de la sorte, s'il étudiait l'organisation et ses rapports, au lieu d'être un éclectique ou un broussaisien, ou, en d'autres termes, un rêveur dangereux.

2° *observation*. Souvent la phlegmasie qui paraît dans cette région se place dans le tissu cellulaire qui unit la muqueuse à la voûte palatine, et en voici la preuve basée sur un fait des plus curieux. Une jeune fille de Ville-Neuve sur Fère-en-Tardenois, éprouva des douleurs cruelles, qu'elle rapportait constamment à la bouche et à cette région qui correspond aux deux tiers postérieurs de la voûte palatine. Elle supporta patiemment les douleurs, et au bout de quelques jours, elle éprouva une saillie dans la bouche qui nuisait à la mastication et à la parole. Je fus consulté. Voici son état : à la région dont je viens de parler était adhérente une tumeur du volume et de la forme de la moitié d'un œuf de poule, dont la surface plate correspondait à la surface supérieure de la bouche, et la convexe à la langue. Sa surface externe avait la couleur de celle de la muqueuse qui la tapissait dans l'état naturel, sauf qu'elle était plus vive vers le centre, mollasse au toucher, nullement douloureuse, et qu'elle était cause d'une grande gêne dans la mastication, la déglutition et la parole.

Cette tumeur existait depuis une quinzaine de jours et avait succédé à des douleurs qui avaient elles-mêmes duré long-temps. Je ne vis en elle qu'un abcès que j'ouvris et qui fut suivi d'une prompte guérison. Mais comment faire pour obtenir cette dernière ? Fallait-il inciser largement la muqueuse ou agir autrement ? Cette opération terminée et le pus sorti, il restait ou une poche ou des lambeaux pendans dans la bouche, et alors comment les détruire et forcer la muqueuse à se réunir aux os dont elle était détachée? Il est positif que dans ce cas les livres ne fournissent aucune donnée ; et, comme la médecine est dépourvue de principes, j'en fus réduit à me confier à moi-même, et je ne m'en trouvai pas plus mal, puisque j'obtins la guérison en peu de jours sans me servir d'aucun moyen mécanique.

CHAPITRE VIII.

MALADIES DE POITRINE.

Jusqu'ici j'ai multiplié les preuves pour démontrer qu'on ignore la nature de nos maux, et que le système broussaisien est très-dangereux : je vais rapporter des faits sur la matière qu'on croit la mieux connue; et, si le lecteur a le courage de s'en emparer, j'ose croire qu'il partagera mon opinion. Ces faits sont relatifs, les uns à ce qu'on nomme la phthisie, et les autres à l'affection morbide appelée asthme.

ARTICLE PREMIER.

Phthisie.

1re *observation*. Je traitais, au mois de juin 1823, un garçon de dix ans, appelé Ulysse Lefèvre, demeurant à Fère-en-Tardenois. Sa maladie était une affection de poitrine survenue à la suite d'un rhume pulmonaire qui durait depuis plusieurs mois. A cette époque, je lui donnais mes soins depuis quelques jours. Voici quel était son état : le malade éprouvait des frissons, surtout vers le soir, et une chaleur qui lui succédait; la peau était sèche, la langue humide, les urines peu abondantes, la toux sèche après midi et à l'entrée de la nuit, la peau terreuse, la langue pâle, le marasme très-prononcé, la respiration fré-

quente; et le stétoscope, placé sur la poitrine, transmettait un bruit irrégulier; il semblait indiquer
que son entrée et sa sortie des poumons rencon-
traient des obstacles sans qu'il en résultât aucun sentiment de chaleur locale; la percussion donnait néanmoins un bruit très-sonore, le pouls était fréquent
et serré, l'appétit légèrement prononcé, et la raison
en bon état. Ces symptômes variaient; vers trois
heures du matin, le malade éprouvait une chaleur
vive, à laquelle succédait une transpiration abondante, et à celle-ci une expectoration vers les six à
sept heures du matin, symptôme qui allait en diminuant jusque vers dix heures. Les crachats avaient
exactement la consistance et la couleur du lait caillé.
Le matin, les urines étaient rougeâtres, et naturelles
dans le reste de la journée.

Pendant le peu de jours que j'avais traité le malade, je n'avais obtenu aucun résultat favorable, et
si j'avais ajouté foi aux rêveries de Laennek, j'aurais
déclaré que le mal était incurable et que les poumons
étaient ulcérés; mais, comme l'expérience m'avait
averti que ces prophéties étaient souvent menson-
gères, je n'y crus pas; le malade fut pour ainsi dire
livré à lui-même, et il guérit.

2ᵉ *observation*. M. Moutou, âgé de cinquante ans,
d'un tempérament sanguin, demeurant rue de la
Jussienne, nᵒ 10, à Paris, était malade de la poitrine
depuis six mois dans l'hiver de 1824. Le mal avait débuté par une toux rare et suivie de l'expectoration
d'un mucus gris cendré et épais. Cette expectoration
ainsi que la toux, firent de rapides progrès, et à
l'époque que je viens de citer, je fus appelé en con-

sultation avec deux médecins qui lui donnaient des
soins depuis plusieurs mois. Le malade passait les
nuits les plus cruelles; la toux et l'expectoration
étaient graves et la matière expectorée avait la couleur
du blanc d'œuf et sa consistance, sans être accompagnée d'aucune espèce d'ardeur. Le malade était très-
oppressé, restait presque toujours comme assis dans
son lit; la parole ne faisait qu'augmenter l'oppression,
et le pouls était lent, mais développé. On attribuait
cette maladie à un épuisement général.

On avait mis en usage les antiphlogistiques et les
sangsues d'abord, et après s'en être servi long-temps,
on s'était jeté dans les calmans, attendu que, selon
l'idée qu'on s'était faite du mal, on regardait les poumons comme ulcérés. Comme on avait suivi un traitement incomplet et nullement approprié à l'état
morbide, mon opinion fut que, malgré le danger qui
existait, le pronostic était douteux. On ne tint pas
compte de mon opinion, et mon confrère, d'une
taille de six pieds au moins, mesure qui n'est pas
celle d'un bon médecin, soutenait, *d'après ce qu'il
avait lu dans un ouvrage anglais,* que le mal était
incurable. Le malade prit le parti de celui qui espérait, et ce fut à lui bien avisé; car, en partant de la
nature du mal, et en renonçant et aux sangsues et
aux juleps calmans et anodins, je n'en parvins pas
moins à le guérir, en graduant insensiblement l'usage
des toniques et des autres excitans qui étaient convenables.

3e *observation.* M. C..., jeune homme d'une constitution lymphatique, âgé de vingt-un ans et demeurant à Lille, se plaignait, au mois de décembre 1827,

d'une affection de poitrine qui durait depuis trois ans. Tous les matins, au retour du soleil, il éprouvait une toux légère et suvie de l'expectoration d'un mucus gris cendré et abondant. Dans la journée, cette toux et cette expectoration se répétaient fréquemment, et le malade ressentait parfois des palpitations et une oppression très-prononcée, sans néanmoins aucune espèce de sentiment de chaleur dans la poitrine, ni aucun trouble dans l'appétit, le pouls et le sommeil.

On se servit, pour combattre le mal, de remèdes débilitans, et les gommeux furent long-temps mis en usage. Telle ne me parut pas la maladie, et suivant un traitement bien différent, le jeune homme a été ramené à la santé dans l'espace de deux mois, pendant lesquels il a suivi mes conseils, et depuis sa santé est toujours bonne.

4e *observation*. L'enfant de M. Platzier, doué d'une forte constitution physique, âgé de sept ans, demeurant rue Saint-Nicolas, n° 36, à Lille, se plaignait, au mois de juillet 1828, d'une affection de poitrine qui durait depuis six mois. La maladie était due à un refroidissement que l'enfant avait éprouvé pendant qu'il était en sueur. A compter de ce moment, la fièvre ne cessa pas d'exister, et quelques jours après, un catarrhe pulmonaire parut. Les parens inquiets appelèrent d'abord leur médecin ; mais celui-ci n'ayant pu réussir, on eut recours à un second qui ne fut pas plus heureux. Enfin une consultation eut lieu entre ce dernier et un troisième docteur en renom à Lille, et après avoir suivi leur prescription pendant quelque temps, le malade fut plus en danger encore et regardé comme dévoué à une mort certaine, je fus alors chargé de lui donner mes soins. Quand je l'observai la première fois, la chaleur animale était brûlante, la peau sèche, la langue humide la toux fréquente, ainsi que l'expectoration, surtout le matin ; les crachats étaient absolument blancs et semblables à du lait caillé; la percussion donnait un son peu sohore ; l'appétit était presque éteint, la respiration bruyante, le pouls dur et très-fréquent, le sommeil agité et souvent interrompu par la toux, et l'expectoration moins forte que pendant le jour.

Ce jeune malade était regardé comme phthisique par les médecins de Lille, et après l'avoir soumis aux sangsues, aux tisanes adoucissantes et aux vésicatoires, ils avaient enfin jugé à propos de ne recourir qu'aux opiacés, et ils avaient par conséquent conseillé de lui donner pour alimens ce qu'il désirerait. J'ai été souvent trompé dans ma pratique sur le degré des phlegmasies pulmonaires, et ayant pris le parti de ne rien avancer qu'après l'usage d'un traitement rigoureux, époque seule où il est permis de se prononcer, dans ces cas, je soumis le malade à la pratique de mes principes dont l'application n'était plus la même que dans les cas précédens, et, à ma grande satisfaction, il éprouva un mieux très-sensible dans l'espace de quarante-huit heures, et il fut rendu à la santé en une vingtaine de jours.

5ᵉ *observation*. M. Ch...., jeune homme âgé d'une vingtaine d'années, d'une forte constitution physique, demeurant à Lille, commerçant de profession, éprouva une grande quantité de furoncles aux jambes dans le courant du mois de janvier 1827. Chacune de ces éruptions fut transformée bientôt en une espèce d'ulcère, de manière que les deux jambes, sur les régions antérieures, ne présentaient plus pour ainsi dire qu'une vaste plaie. Le malade s'adressa à un médecin qui couvrit le mal d'un dessicatif et arrêta la suppuration. Par suite de l'action de ce remède, il obtint une cicatrice ; mais bientôt après cette dernière, le malade se plaignit d'une grande toux sèche d'abord, et quelques jours après d'un crachement de sang pur et abondant. Le médecin pratiqua une saignée, conseilla la privation et ordonna les antiphlogistiques et les sangsues. Le malade perdit moins de sang ; mais la toux s'aggrava et se trouva suivie alors de l'expectoration d'une matière muqueuse et d'une couleur jaune. Ces symptômes firent recourir à la continuation des mêmes remèdes, et après cinq mois d'un traitement infructueux, je fus consulté le onze février 1828. A cette époque, la chaleur animale était presque toujours vive, la peau légèrement sèche, la langue pâteuse, la toux presque continuelle et accompagnée fréquemment d'une expectoration de matière jaunâtre ; le malade était constamment oppressé, la couleur de la figure terreuse ; la percussion sur le thorax procurait un son très-clair, le pouls était dur, plein, et donnait plus de cent pulsations par seconde, le malade étant debout, tandis qu'il était moins agité quand il était couché ; l'appétit était presque nul. Tous les soirs, à l'entrée de la nuit, le malade ressentait un frisson, léger accompagné d'une toux sèche ; vers dix heures du soir, il survenait une chaleur assez forte, la toux perdait alors de son

intensité, devenait plus rare; bientôt à celle-ci succédait une sueur légère, avec elle paraissait un calme
général, et au lever du soleil, la toux recommençait
avec moins de force, mais suivie d'une expectoration
de matière abondante et d'un jaune clair. Cette toux
et cette expectoration duraient une heure et demie
à deux heures, et la journée, tant que le malade
gardait le lit et qu'il s'abstenait de parler, était plus
calme, tandis que dans le cas contraire la toux était
continuelle.

On soupçonnait ce malade d'être phthisique, et
tout portait réellement à émettre cette opinion. Dans
ce cas, j'eus d'abord recours à une diminution du
sang, à des tisanes composées de mucilagineux, et
bientôt après je mis en pratique ceux qu'indiquait
la nature du mal, et j'avoue qu'après deux mois de
traitement, je n'avais que faiblement allégé la situation du malade. Malgré ce faible succès, je n'insistai
pas moins sur mes remèdes, et il survint, dans le
deuxième mois du traitement, des spasmes de vessie,
accompagnés d'hémorragies vésicales qui se renou-
velèrent deux fois de suite; le délire se manifesta
aussi une fois, et les sueurs étaient plus abondantes.

Vers la fin du même mois, sentant que j'avais assez
insisté sur les remèdes propres à détruire la première
cause morbifique, d'un autre côté, la toux, l'expectoration et les autres symptômes me paraissant légèrement diminués, je conseillai plus d'alimens, tout en
persévérant dans les remèdes ordinaires; chaque
quinze jours, leur amélioration se fit sentir, et au
mois d'août, le malade était revenu à la santé.

6^d *observation.* Le fils du maréchal du Pet..-B...., près de Lille, appelé H...., âgé d'une vingtaine d'années, se plaignait d'une maladie de poitrine au mois d'octobre 1828 ; elle était caractérisée par une toux et une expectoration fréquente. Le matin, ces symptômes étaient plus prononcés ; la nuit, il survenait une sueur presque abondante, le teint était terreux, la maigreur prononcée et le pouls fréquent par intervalle. Le mal durait depuis trois ans.

Loin de regarder la maladie comme une phlegmasie, j'ai émis d'autres idées et le mal a disparu en un mois.

7e *observation.* Monsieur Copin, notaire au Haut-Bourdin, près de Lille, âgé de vingt-cinq ans, d'un tempérament sanguin, accusait, au mois d'août 1828, une espèce de malaise à peine sensible dans la trachée artère ; il éprouvait cette toux qui semble partir de la trachée ; elle était sèche, presque continuelle pendant le jour, et suivie parfois de l'expectoration d'une espèce de mucosité. Elle n'existait que pendant le jour ; le pouls était dur et fréquent, l'appétit peu prononcé ; le malade ne pouvait porter son attention sur un objet sans éprouver aussitôt des douleurs frontales ; les yeux étaient si susceptibles, qu'ils ne pouvaient fixer pendant quelques momens un objet quelconque ; la faiblesse était générale.

Ce malade avait été atteint d'une phlegmasie de poitrine, selon les médecins, et depuis il avait conservé l'état que je viens de décrire, état qui existait depuis sept mois. Il ne cessa pendant ce temps d'être soumis aux antiphlogistiques ; son mal s'accrut, et en un mois je l'ai ramené à la santé.

Maintenant, passons à quelques réflexions sur ces diverses observations. Le premier sujet est jugé phthisique d'après les signes que fournissait le stétoscope; et que dit l'expérience? que ce signe était trompeur. Ainsi le stétoscope ne donne pas des résultats certains comme on l'a prétendu. Ce malade toussait et expectorait aussi depuis plusieurs mois, et alors, d'après les systèmes actuels, on devait désespérer de ses jours, attendu qu'en supposant que le mal soit une phlegmasie, on devait craindre la phthisie, et l'expérience est encore contre cette théorie.

M. Moutou, le sujet de la deuxième observation, eut aussi sa maladie méconnue. Si l'on se donnait la peine d'analyser l'histoire des causes morbifiques, on serait convaincu qu'il existe des toux et des expectorations qui ne dépendent que de ce que l'organisme est épuisé, soit par des fatigues, soit par des passions immodérées et surtout celle de l'amour. D'ailleurs, que dans ce dernier cas on étudie les rapports, les liens de tout le système glanduleux, et l'on ne sera pas surpris d'observer que les glandes bronchiques se mettent facilement en action quand les glandes spermatiques sont stimulées; et que la sécrétion de ces dernières, une fois devenue trop abondante, cause une toux qui provoque encore cette sécrétion. Dans le cas dont il s'agit, on aurait dû spécifier la cause; mais, pour tous les médecins, toute sécrétion pulmonaire un peu forte est un signe de phlegmasie; et vite l'on a recours à des sangsues, ce qui est nuisible dans une foule de cas, puisque l'on agit alors dans le sens de la cause morbifique.

La toux, en fatiguant la poitrine, avait enfin appelé le sang vers cette dernière et l'engorgeait, et alors, après l'avoir débarrassée, il était urgent de détruire la cause morbifique; et cependant que faisaient les médecins? Ils administraient des calmans. Et à qui persuadera-t-on que l'on calme une maladie quand on ne fait rien contre sa cause? Ensuite étaient-ce des calmans que réclamaient les organes malades? Non, sans doute, mais bien la soustraction de leur cause morbifique.

Quant au sujet de la troisième observation, ce que je viens de dire démontre aussi les erreurs qui furent commises à son égard. Lorsque nous sommes débilités par des saignées, la diète ou un coït immodéré, on sue facilement; et pourquoi voudrait-on alors que les glandes bronchiques, qui éprouvent la même influence, ne fussent pas forcées de sécréter? L'analogie dit que cela doit être, et l'expérience vient le confirmer. Le médecin donc qui ne tiendra pas compte de cet état sera funeste.

Nous voici arrivés aux troisième et quatrième sujets; tous les deux éprouvent une suppression d'humeur, et avec elle la fièvre, qui est bientôt compliquée de ce qu'on nomme une phlegmasie de la muqueuse des poumons; et pourquoi s'imaginer que lorsque cette dernière maladie a duré quelque temps, il y a ulcération de la muqueuse? Si l'on interroge les faits, ils disent que ce tissu est des plus résistans, et si l'on a recours à l'analogie, pourquoi, lorsque nous voyons la muqueuse des yeux n'éprouver aucune altération après avoir long-temps été phlogosée, le même sort ne serait-il pas réservé à la muqueuse pulmonaire ? De plus, en partant toujours de l'analogie, il est vraisemblable que, lorsque des aphthes ou des altérations profondes de la muqueuse de la bouche guérissent, des plaies partielles des poumons peuvent avoir le même sort.

Si, sous le rapport des connaissances du degré du mal, les médecins de Lille comme ceux de Paris tombent dans des erreurs graves, c'est sans doute à leur traitement incomplet ou funeste qu'on les doit : ne pouvant détruire le mal ou l'entretenant, ils s'imaginent qu'il est incurable ; mais, dans cette hypothèse, c'est subordonner la force de l'organisme à son degré d'ignorance. Quelle distance de l'une à l'autre ! et quand je vois le premier résister à tous les moyens barbares dont on se sert pour l'anéantir, je sens que, dans sa sagesse éternelle, Dieu a prévu les médecins.

Je le redis toujours, la médecine actuelle n'est que systématique. Chez ces deux malades, la première indication à remplir dans le traitement était, chez le jeune Platzier, d'agir sur les fonctions du système capillaire, et, chez monsieur Ch...., de détruire la cause de l'éruption ; mais on n'étendit pas jusque-là ses vues ; bien au contraire, on n'employa que des émolliens locaux, des tisanes antiphlogistiques et les saignées tant qu'on eut de l'espérance, de sorte qu'on agissait dans le sens des causes. Quant aux deux derniers sujets, il est bien positif que chez le sixième il n'existait pas de phlegmasie, et qu'en suivant le traitement antiphlogistique, on était dangereux. Chez le second, on ne retrouve que ce fait, si fréquent de nos jours, où le malade, par l'effet du traitement, reste dans l'état morbide que l'on était appelé à combattre.

De plus, il prouve non-seulement qu'on se trompe sur le caractère du mal, mais que les remèdes que l'on prescrit sont très-dangereux. Cependant c'était un médecin en renom qui agissait ainsi ; néanmoins sa conduite médicale a été peu sage, ne lui en déplaise, et d'après ce fait et plusieurs autres où j'ai pu l'apprécier, j'affirme que c'est en vain qu'il publiera dans les journaux comme de belles cures les prétendues syncopes d'une marchande de la halle qu'avait intimidée la police, et qu'il ne sera jamais qu'un accoucheur.

Les maladies de poitrine sont très-fréquentes, ce dont il est facile de se rendre compte; et, si elles sont si funestes, c'est en général aux médecins, et rien qu'aux médecins, qu'on en doit la cause. Que dans l'épuisement de l'économie, comme chez les trois premiers sujets, on ne soit plus broussaisien, et que, comme chez les cinquième et sixième sujets, on agisse d'après l'état de l'économie souffrante, et je puis assurer qu'on ne comptera plus autant de morts de ce genre. Les faits que j'ai cités le prouvent, et parmi le grand nombre de ceux que j'omets, je n'oublierai jamais celui qui est propre à un nommé Goinio de Bruyère, près de Fère-en-Tardenois. Cet homme, âgé de trente-six ans, fut atteint d'une pneumonie à la suite d'un catarrhe qui durait depuis quelques semaines; elle était violente, et long-temps après qu'elle n'existait plus, il expectora une grande quantité de pus, et resta presque mourant pendant tout un hiver. Je dois avouer que, depuis que je suis d'autres principes, je ne puis douter que, si je les avais mis alors en pratique, ce malheureux père de famille eût été exposé si long-temps à la mort. Il supporta plusieurs saignées, plus de deux cents sangsues, et but au moins presque un tonneau d'eau de gomme : j'en avais fait une espèce de cadavre, et il ne commença à revenir à la vie que quand, n'espérant plus rien, je laissai donner quelques substances nutritives, n'osant plus contrarier les parens qui en avaient le désir, ce qui devait être très-dangereux d'après les broussaisiens, puisque le malade ne cessait d'éprouver une toux et une expectoration des plus fortes.

ARTICLE DEUXIÈME.

Asthme.

L'asthme n'est, d'après quelques modernes, qu'une lésion organique du cœur, et d'après d'autres, il appartient à une altération des poumons. Je vais rapporter des faits pour résoudre plus facilement la question.

1re *observation*. M. ***, âgé de trente-six ans, d'un tempérament éminemment bilieux, naturellement sobre, très-adonné aux femmes, et obligé d'être presque toujours à cheval, se plaignait, en 1820, d'une toux fréquente avec expectoration d'un mucus gris cendré, et qui n'avait lieu que tous les matins aussitôt qu'il était sorti de son lit. Cette expectoration fut d'abord peu abondante pendant l'hiver, fit de grands progrès pendant l'été et l'automne, et en 1821, pendant l'hiver, le mucus expectoré fut plus abondant, surtout le matin, moins épais, et en tout semblable à du blanc d'œuf. Aussitôt que le malade était couché, la toux et l'expectoration cessaient.

L'appétit était très-prononcé, et le pouls lent et naturel. Pendant tout l'hiver de 1821, je soumis le malade à un privation sévère, à l'usage de soupes au lait, de viandes blanches, à la tisane d'eau gommée, et je fis un grand usage des sangsues. Je comptais beaucoup sur ce traitement; je fus trompé; j'appliquai un séton à la nuque, et je ne fus pas plus heureux par ce remède : la toux et l'expectoration firent des progrès, et, vers le milieu de l'hiver, parurent des coliques néphrétiques des plus violentes qui compliquèrent la maladie de poitrine. Ces coliques paraissaient très-souvent, et ne se calmaient que lorsque le malade avait rejeté, soit une grande quantité de graviers rouges, soit des graviers seuls du volume souvent d'une grosse lentille. Je ne vis dans cette maladie qu'une nouvelle phlegmasie des plus graves, et je redoublai de zèle pour soumettre le malade à la diète, aux tisanes adoucissantes et aux sangsues ; je fis appliquer ces dernières jusqu'à cent à la fois pendant les accès, et le malade fut saigné à la lancette trois fois de suite en un jour. J'espérais par ces remèdes énergiques, les bains émolliens et le séton que j'entretenais, détruire les deux maladies; mais plus j'insistais, plus le mal redoublait.

Tel était le malade, tels furent les effets du traitement. Que faire dans un cas pareil? Je l'ai dit; la médecine broussaisienne m'était déjà devenue suspecte et je crus ici devoir la modifier. Je renonçai donc et aux sangsues et à une diète aussi sévère : les coliques perdirent de leur intensité; elles devinrent plus rares, sans que le malade cessât néanmoins de rendre de vastes graviers chaque fois qu'elles étaient

un peu violentes, et avec cet allégement d'un côté,
la toux et l'expectoration continuèrent néanmoins
à être les mêmes. Cette amélioration m'encouragea,
et je pris le parti de recommander au malade l'usage
d'un vin léger, du bouillon gras, des viandes blanches rôties, etc.; et un mieux sensible obtenu dans
l'espace d'un mois ne me laissa plus de doute qu'il
existait de violentes expectorations comme d'autres
maladies telles que les coliques néphrétiques, par
exemple, qui n'étaient nullement d'une nature inflammatoire, et que constamment dans ces cas la
médecine antiphlogistique ou broussaisienne était
pernicieuse. Mon opinion était fondée, et en persévérant dans les moyens qui l'avaient obtenue, cette
toux et cette expectoration, qui étaient continuelles
pendant le jour, et qui avaient amené une grande
oppression, n'existèrent que faiblement au commencement de juin de l'année 1821.

Voilà l'état où était parvenu le malade; il commença à se livrer alors faiblement à ses courses habi-
tuelles. Quelques coliques sourdes reparaissaient de
loin en loin, mais à peine imperceptibles; la toux
diminuait encore, et enfin celle-ci ne parut qu'être
le reste de l'effet d'une grande susceptibilité. Le
malade est, comme on voit, hors de tout danger;
mais pendant la fin de l'été et de l'automne de 1821,
si le temps devenait froid et humide, ou bien s'il
était trop chaud, il éprouvait une vive oppression
avec des palpitations; le pouls devenait dur, fréquent et serré; il ne pouvait proférer aucune
parole, ni faire un seul pas pendant quelques momens; l'air froid et toute tisane ou boisson non li-

(208)

quoreuse et froide augmentaient l'intensité de
l'accès.

Voilà bien le caractère de l'asthme ; et cependant,
après en avoir été atteint pendant près de deux ans,
le malade a fini par ne plus éprouver ni toux, ni
expectoration, ni oppression, et aujourd'hui il jouit
d'une bonne santé, qu'il possède encore au moment
où j'écris, tandis qu'il serait mort si, aux cinq à six
cents sangsues que je lui ai fait appliquer, et aux dix
saignées générales que je lui ai fait supporter, j'avais
ajouté quelques centaines de sangsues de plus sous
prétexte de combattre des phlegmasies.

2ᵉ *observation*. Madame Lejour, marchande épicière établie rue Aclaque, n° 10, à Lille, âgée d'une
quarantaine d'années, douée d'une grande sensibilité, était très-sujette aux rhumes de poitrine depuis
une douzaine d'années. A la longue, ses poumons
devinrent moins aptes à remplir leurs fonctions ; la
toux, l'expectoration furent presque continuelles ;
une oppression plus ou moins vive, qui se manifestait à des époques différentes, parut, et au mois de
décembre 1827, la maladie, parvenue à son plus haut
degré, présentait l'état suivant qui durait depuis plusieurs mois : la malade éprouvait comme une espèce
de froid continuel, la peau était sèche, la langue humide, les urines rougeâtres, la toux très-fréquente,
sèche d'abord et ensuite suivie de l'expectoration de
mucosités grisâtres cendrées et parfois jaunâtres ; la
malade accusait une oppression très-sensible et toujours augmentée par la parole ou la marche la plus
légère ; elle se trouvait dans l'impossibilité de monter
des escaliers. Les palpitations étaient très-fréquentes,

le pouls petit, dur et fréquent, le teint jaune, terreux, l'appétit nul, les vomissemens des alimens
journaliers, l'oppression augmentée par la présence
de ceux-ci, le marasme très-prononcé ; l'économie
semblait tomber en débris, la malade était sourde,
presque entièrement aveugle, et son moral si affecté
qu'elle ne doutait pas que sa mort ne fût prochaine.

Telle était madame Lejour au moment où elle me
consulta ; mais ce qu'elle craignait le plus, c'était
un redoublement du mal, qui commençait la nuit,
et dont voici le tableau : tous les soirs, la malade fris-
sonnait plus qu'à l'ordinaire, une toux sèche, mais
très-fréquente, se faisait entendre ; ces symptômes
augmentaient jusque vers trois heures après minuit.
La poitrine éprouvait, pendant ce temps, une espèce
de resserrement qui s'aggravait en raison des symptômes précédens ; l'inspiration devenait comme impossible par momens ; l'air ne pénétrait dans la poitrine qu'en causant des sifflemens, et n'en sortait
qu'avec lenteur et en causant le même bruit. La poitrine inspectée donnait un son clair ; les mouvemens
des côtes paraissaient nuls ; l'oppression suivait dans
sa force la marche de l'accès, mais elle était toujours
voilente ; la malade venait de passer cinq nuits assise
dans un fauteuil, la suffocation étant imminente dans
le lit ; le pouls était dur, petit et fréquent dès le début de l'accès, devenait lent, petit et intermittent
vers le moment le plus accablant, et il changeait encore pour reprendre une expression plus naturelle.
Tous ces symptômes s'amélioraient à mesure que l'on
se rapprochait du lever du soleil ; d'abord la calorification commençait à se faire sentir la première, l'ex-

pectoration recommençait, devenait bientôt abondante ; les urines, claires et rares pendant l'accès,
étaient rougeâtres et plus abondantes sur la fin, et la
malade reprenait enfin l'état précédent, et ainsi de
suite tous les jours.

Soumise constamment aux antiphlogistiques et
aux vésicatoires par les médecins de Lille et un autre
très-renommé de Douai, la malade sentit toujours son
mal s'accroître par ces remèdes. En vain elle varia
les consultations, ce furent toujours les mêmes pres-
criptions qu'elle rencontra, et, à l'époque du mois de
décembre dernier, les médecins étaient si convaincus
que c'étaient les seuls remèdes que l'on devait employer, que n'en obtenant aucun succès, ils ne vi-
sitaient la malade que pour avertir le mari qu'il
n'existait aucun espoir. Moins imbu de systèmes,
telle ne fut pas alors mon opinion, et l'expression du
mal et du remède qu'employait l'économie pour se
cramponner à l'existence, me faisant en quelque sorte
palper le véritable traitement, je le mis en usage,
et la malade ressentit non-seulement un mieux très-
sensible dans l'espace de vingt-quatre heures, mais
encore elle fut en état, dans l'espace de six semaines,
de passer les nuits dans un profond sommeil ; ses vomissemens n'eurent plus lieu, la toux et l'expectoration furent très-faibles, les accès de nuit nuls, et elle
avait repris une partie de ses occupations. Depuis,
la santé a fait des progrès, et la malade possède, depuis environ un an, un embonpoint presqu'ordinaire.
Quoiqu'elle ne fasse plus que mettre en pratique les
moyens hygiéniques que j'ai indiqués, sans doute
elle éprouve parfois une toux sèche, ce qui ne tient

qu'à la susceptibilité pulmonaire acquise par une si longue maladie; mais dans tous les cas l'épreuve est faite, et l'état de la malade, qui subsiste depuis long-temps, état qui fut presque la santé entière pendant l'été de 1828, ne permet plus de douter de la force de nos principes; quoiqu'avec la susceptibilité qu'elle conserve elle puisse retomber plus tard dans son premier état.

3e *observation*. Madame Rose Del...., demeurant dans l'un des faubourgs de Lille, douée de ce qu'on nomme un tempérament bilieux et âgée de soixante-cinq ans, se plaignait, au mois d'avril 1828, d'une maladie de poitrine qui existait depuis trente-cinq ans. Cette affection morbide se borna pendant quelque temps à une toux sèche, peu fréquente et accompagnée le matin d'une expectoration muqueuse, grisâtre et épaisse. La malade était sujette à des rhumes fréquens; ces symptômes firent des progrès, et ils se compliquèrent d'une oppression plus ou moins forte, selon les saisons, et ne paraissant que de loin en loin et toujours pendant le jour. Le mal s'accrut avec l'âge, malgré une foule de remèdes auxquels elle se soumit; l'oppression fit aussi des progrès, finit par arriver la nuit, et, au mois d'avril 1828, la maladie était parvenue au degré suivant : la toux était sèche, fréquente, accompagnée souvent d'une expectoration de matière muqueuse grisâtre, moins épaisse que dans les premières années; la malade éprouvait quelques palpitations ; le pouls était un peu lent, le teint légèrement livide, l'appétit prononcé et le sommeil presque toujours naturel.

14.

Telle était, en général, la position de cette malade, à l'époque dont je viens de parler. Après ces
symptômes, il en survint d'autres à la longue, et,
depuis bien des années, la malade éprouvait tous les
six, sept ou huit jours, selon la régularité du temps,
et toujours pendant la nuit, un frisson; avec lui, une
toux sèche et fréquente; l'inspiration devenait difficile et avait lieu avec des sifflemens; la malade
croyait avoir la poitrine comme serrée avec une
corde fortement tendue; elle était forcée de se tenir
debout ou de se promener. Le pouls était dur, plein
et fréquent. Vers minuit jusqu'à trois heures du matin, ces symptômes acquéraient toute leur intensité;
ce moment écoulé, la malade ressentait une espèce
de chaleur; la toux finissait par être accompagnée
d'une faible expectoration, celle-ci devenait abondante le matin; les urines, auparavant claires, étaient
rougeâtres et abondantes, et l'accès était terminé.

Cependant ce n'était pas ainsi que marchait toujours l'accès; une fois la chaleur arrivée, la toux
moins forte continuait encore sans expectoration;
le pouls restait dur et plein, l'oppression très-
prononcée, mais moins que pendant la nuit, et
cet état se prolongeait jusqu'à la nuit pour faire place
à celui qui précède, et ainsi durait le mal pendant
des jours entiers. L'oppression à un degré peu mar-
qué existait aussi pendant le jour, immédiatement
après les repas; mais les vomissemens qu'elle provoquait la faisaient aussitôt disparaître.

Cette malade était soumise aux antiphlogistiques,
aux saignées générales surtout, et elle avait remarqué que celles-ci la soulageaient dans quelques accès;

mais que ceux-ci devenaient ensuite plus intenses et plus rapprochés à mesure qu'elles étaient multipliées. Une autre observation qu'elle avait faite encore, c'est que les temps humides et froids lui étaient très-contraires, et que les vins sucrés chauds lui avaient procuré souvent un grand soulagement.

Rien de plus simple que cette histoire : la nature s'exprime avec non moins de force que dans les cas précédens ; et tout en n'imaginant que phlogose, en ne rêvant que sangsues, au lieu d'analyser le mal, de tenir compte surtout du moyen qu'emploie l'organisme pour s'en débarrasser, les médecins ne font qu'accroître le mal quand la nature leur montre le remède certain. Il était simple, et en l'employant, madame Del.... a obtenu un mieux très-sensible dans les premières vingt-quatre heures : au bout de huit jours, elle n'avait pas même toussé une seule fois, les accès n'ont plus reparu, et à peine si deux mois après elle conservait des traces de sa maladie, avantages qu'elle ignorait depuis de nombreuses années.

4° *observation*. M. J. Bernard fils, marchand de meubles, établi rue Saint-Génoi, n° 17, à Lille, âgé de trente-trois ans, ayant les cheveux blonds, la peau très-blanche, et, en un mot, ce tempérament où les fluides blancs prédominent toujours, fut très-sujet à des rhumes de poitrine à l'âge de treize ans. Après une maladie de cette espèce, il ressentit des palpitations, et plus tard, à mesure que les rhumes se multiplièrent, il éprouva souvent pendant le jour des resserremens de poitrine qui duraient pendant quelques momens. Tous ces symptômes s'aggravèrent insensiblement, et, quelques années après, la toux et l'expectoration d'une matière grisâtre, jaune pendant des remèdes que j'avais prescrits, et que dans l'espace de six semaines, la toux et l'expectoration étaient rares ; les accès asthmatiques nuls, et les battemens du cœur presque réguliers quand le malade n'était pas agité. Avec cette diminution de symptômes, le teint devint naturel, les forces s'accrurent dans les mêmes proportions, le malade exprima le contentement, et il peut se livrer à quelques travaux. Tel fut cet avantage qui subsiste depuis plusieurs mois, et si, pendant ce temps, le malade a éprouvé un catarrhe qui lui fut nuisible pendant quelques jours, malgré cet accident, il n'en est pas moins revenu à sa santé nouvelle, qu'on peut regarder maintenant complète.

Je pourrais à ces faits en ajouter d'autres, citer surtout 1° celui qui est relatif à M. Lemblin, tapissier à Dunkerque, près de l'église, dont l'état le plus déplorable a été fortement amélioré en peu de jours, et presqu'entièrement détruit en peu de semaines ; 2° celui recueilli sur une demoiselle de Lille, déjà très-asthmatique à treize ans, et que mon traitement a rendue à la santé en peu de jours ; 3° celui d'un nommé Demoulin, rue de Gand, n° 40, à Lille, qui ne trouvait que la mort dans le traitement antiphlogistique que lui faisait subir le docteur qui dans le pays visite les cadavres, tandis qu'il n'a qu'à se louer de celui que je lui ai fait suivre, ainsi que M. Faes, de Dunkerque, etc. ; mais un fait, qui est le même que tous les autres, prouve à lui seul autant que ces derniers ; et je me crois donc dispensé de citer davantage, et je vais me borner à faire quelques réflexions sur ceux qui précèdent.

Lisez les anciens auteurs ainsi que les modernes : on les voit tous s'attacher à ne décrire que les accès que ces malades éprouvent; et qu'en résulte-t-il? c'est qu'en ne faisant attention qu'à une période d'une maladie quelconque, on n'a que des idées incohérentes de cette affection. Peut-être arriverait-on encore à quelques résultats heureux, si cette période était bien peinte; et l'expérience dit le contraire. Le fait qui se passe sous les yeux de l'observateur n'est pas conforme au tableau écrit de ces faits; et, pour prouver ce que j'avance, il me suffit de dire que le pouls n'est jamais naturel, tandis que l'on écrit le contraire. Au reste, si ceux qui tombent dans de pareilles erreurs étaient physiologistes, ils auraient eux-mêmes fait cette observation; car, du moment qu'ils peignent la poitrine comme fortement oppressée, la respiration comme anéantie en quelque sorte, ils se seraient convaincus que ce qu'ils avançaient était impossible, à cause du lien intime qui existe entre le cœur et les poumons.

C'est aussi vraisemblablement cette erreur qui est cause de l'ignorance où l'on est sur la nature de cette maladie. Naguère on prétendait qu'elle était une affection nerveuse. Qu'on étudie la structure des nerfs, leur rôle essentiel, et il sera impossible de démontrer la réalité de cette opinion. Ensuite que signifie une maladie nerveuse qu'on ne sait dans quel nerf on doit faire siéger?

Plusieurs médecins ont abandonné cette opinion pour ne voir dans l'asthme que des phlegmasies pulmonaires. Les faits sont encore loin d'être en faveur de cette hypothèse. Que disent tous ceux que j'ai cités? Que les symptômes s'aggraveraient constamment sous l'influence des antiphlogistiques, et qu'ils n'étaient nullement atteints de douleur et d'ardeur locales, toujours inséparables d'une phlogose. Ensuite, que penser des phlegmasies de six, douze, vingt et trente-cinq ans, qui disparaissent souvent par des toniques, et même par des excès presque journaliers dans le vin? Un homme asthmatique au dernier degré venait me prier souvent de lui prescrire un poison qui pût mettre un terme à sa vie, et, sur mon refus, il s'adonna à l'ivresse que je lui ordonnais, et en moins de quinze mois il revint à une bonne santé perdue depuis plus de quinze ans. Cependant, si la maladie était une phlegmasie, est-ce un pareil remède qui l'aurait guérie? Sans doute, ce remède serait loin d'être heureux chez le plus grand nombre d'asthmatiques; mais il prouve évidemment contre ce qu'on avance. D'ailleurs, plusieurs malades dont je cite l'histoire, ont suivi entre mes mains un régime tonique, et ne sont-ils pas une preuve de plus en faveur de ce que j'avance? Le moindre raisonnement tue une telle hypothèse; cependant il en est un plus fort encore, c'est celui qui nous dit que si telle était la nature de l'asthme, il serait impossible de détruire en un jour une phlogose de quarante ans. Qu'on dise ensuite que les broussaisiens ont le sens commun; celui qui les en gratifierait serait, à coup sûr comme eux, de la famille de Midas.

Les plus doctes ont une opinion différente des deux précédentes; ils font consister l'asthme dans une lésion organique du cœur. Et sur quoi se fondent-ils? Sur l'anatomie pathologique. Cependant, comme tous les cœurs des asthmatiques ne sont pas altérés après la mort, ou bien qu'il existe d'autres organes que le cœur qui présentent ce désordre, il est évident que ces doctes sont de francs ignorans sur ce sujet, et qu'en faisant dépendre l'asthme d'un anévrisme, ils prouvént qu'ils sont étrangers à toute analyse de nos maladies. Si je pousse plus loin mes objections, je leur demanderai comment il se fait que, dans le véritable anévrisme, la saignée soit avantageuse, et nuisible dans l'asthme qui est pour eux un anévrisme? S'ils répondent à cette question, je puis assurer d'avance que ce sera à la manière d'Escobar.

L'asthme n'est donc pas ce qu'on dit ou ce qu'on écrit. En considérant les poumons comme un sens, aurait-on divagué de la sorte? Je ne le pense pas, et à plus forte raison, si l'on avait analysé la maladie, aurait-on évité ce ridicule médical d'émettre des idées constamment vagues. Quand un œil reçoit trop de lumière, que se passe-t-il à la longue? La vision s'éteint; et pourquoi ne voudrait-on pas que les muscles intercostaux, à force de se contracter par suite d'une toux violente, ne perdissent pas leur force contractile jusqu'à un certain degré? Ce phénomène me paraît tout simple et d'accord d'ailleurs avec les faits. Une fois ce phénomène arrivé, s'il survient donc une cause quelconque qui influe fortement les poumons, serons-nous plus surpris d'une difficulté de respirer alors que de la difficulté de voir chez un homme dont les yeux, à demi paralysés, sont accablés par une vive lumière? Je ne le pense pas. Si maintenant l'on se rend compte pourquoi la toux, l'expectoration, existent si long-temps avant et pendant l'asthme, quel doit être leur effet sur la poitrine et comment les palpitations surviennent, il est bien évident que l'asthme ne sera qu'une extinction plus ou moins prononcée de la contractilité des muscles intercostaux dans ses premières périodes, et celle du diaphragme dans la dernière. En poursuivant l'étude de cette maladie, les faits attestent cette vérité; constamment on voit la mobilité des côtes diminuer avec l'accroissement de sa gravité, et le diaphragme agir seul avant que la mort arrive. J'ai été témoin de ce dernier phénomène chez plusieurs malades et surtout chez la femme d'un juge de paix de Paris.

Maintenant faut-il dire que le traitement actuel que l'on emploie contre cette maladie est dangereux? Les faits que j'ai rapportés le démontrent suffisamment. Cependant qu'on se garde de croire qu'il doive être toujours le même; quand un malade est pléthorique ou même sanguin sans embonpoint, il subira sans doute un traitement différent de celui qui est épuisé par les sangsues, et le sujet de la troisième observation en est la preuve.

C'est faute de ne pas s'emparer du plan général de la nature que nous ignorons la nature des maladies et leur traitement; et c'est en appréciant l'un qu'on arrive facilement à l'autre. Je m'étais rendu compte du mode d'être de la goutte sereine; il m'a été facile d'obtenir le même avantage pour l'asthme, et, par une conséquence naturelle, c'est le mal qui m'a, dans les deux cas, indiqué le remède. On ne manquera pas d'écrire que j'exagère; eh bien! que celui qui publiera cette critique compare ce que j'avance à ce que je ferai sous ses yeux, s'il le juge à propos, et je lui prédis d'avance qu'il sera trompé dans ses désirs, si l'un des malades que je cite vient aussi à faire plus tard quelque rechute, on se servira de ce fait pour accabler notre théorie; mais un fait pris sur un grand nombre de succès ne prouve pas autre chose, sinon que l'organisme épuisé ne peut posséder long-temps la vie, ou bien que le malade ne sait pas conserver celle qui lui reste; et, dans les deux suppositions, je ne vois pas qu'on puisse me blâmer. Dans tous les cas, je pense que mes succès répondent assez à cette critique, surtout à celle des broussaisiens, dont le chef a montré le danger de sa secte près du général Foy, tandis que notre quatrième malade, M. Bernard, plus affecté, vit, et vit en bonne santé lorsque M. Foy est mort.

ARTICLE TROISIÈME.

Gastrite et entérite.

J'ai prouvé par des faits positifs que l'on pouvait obtenir des succès presque constans dans les fièvres les plus graves en suivant mes principes, tandis que la médecine broussaisienne était funeste; c'est par des faits nombreux et constans que j'ai prouvé aussi que, dans les dartres et les ulcères, on arrivait à des résultats avantageux, infiniment plus nombreux et plus certains que ceux connus; qu'il en était de même dans diverses maladies de poitrine, et que, dans la surdité, l'amaurose et l'asthme, j'étais parvenu à un tel point de supériorité, que dans toutes ces maladies, où toute espèce de médecine connue jusqu'à ce jour était nulle ou dangereuse, j'arrivais à des améliorations ou à des cures constantes et rapides, avantages incalculables à cause de la gravité du mal

et du grand nombre des personnes qui en sont atteintes. Maintenant je passe à un sujet non moins
intéressant, à ce qu'on nomme gastrite ou gastro-
entérite. Ce sujet, d'après l'étendue qu'on lui prête,
est à lui seul maintenant la médecine entière. J'ai
prouvé dans mon examen que les fièvres ou la fièvre ne pouvait lui appartenir; j'ai démontré aussi
qu'en bien précisant ce qu'on doit entendre par phlegmasie, la gastrite ne pouvait qu'être très-rare; pour
ajouter à ces preuves, je vais citer des faits où les
personnes qui en étaient le sujet ont été traitées
comme affectées de cette maladie, tandis que c'était
un autre mal qui les tourmentait. Sur ce terrain, la
médecine broussaisienne est sublime dans l'opinion
générale; mais ici, comme dans les cas précédens,
elle saura conserver la même hauteur; je la montrerai
presque inepte, et son inventeur même viendra nous
fournir des faits qui prouveront qu'il n'entend rien
à son propre ouvrage.

1re *observation*. Madame ....., âgée de vingt-quatre
ans, d'une constitution physique ordinaire, naturellement douée d'une grande sensibilité, domiciliée
rue Charenton, n° 42, à Paris, se plaignait, dans le
courant de l'hiver de 1824, d'une difficulté de digérer
et de quelques autres symptômes qui existaient depuis deux ans. Pendant ce temps, elle fut soumise à
une privation sévère, aux sangsues, et, en un mot,
aux antiphlogistiques. Le mal, loin de diminuer, fit
des progrès, et sur la fin de février, elle présentait
l'état suivant : elle ressentait presque toujours des
frissonnemens, parfois une chaleur brûlante; la peau
était aride et la sueur rare, la langue humide; la

constipation très-prononcée, et la sortie des résidus excrémentitiels douloureuse, les urines étaient claires et quelquefois rougeâtres ; les règles ne paraissaient plus depuis dix-huit mois, et rarement on voyait à leur place un léger écoulement en blanc ; la peau était terreuse, d'une couleur paille sur les joues, la maigreur extrême; la malade faisait entendre souvent une toux sèche; elle éprouvait des resserremens douloureux de la poitrine, des palpitations fréquentes ; le pouls était petit et fréquent, l'appétit sensible parfois, plus souvent nul et toujours capricieux , et les digestions toujours difficiles : aussitôt qu'un aliment quelconque était pris, ne fusse qu'une cuillerée de crème de riz, la malade ressentait des pesanteurs, des ardeurs, des douleurs épigastriques et des renvois continuels pendant des heures entières. Souvent les vomissemens se manifestaient, et alors tous les désordres semblaient prendre plus d'intensité ; la viande, le bouillon gras et l'eau faiblement rougie donnaient lieu, pour quelques momens, à des douleurs épigastriques vives. J'ai vu cette malade éprouver tous ces symptômes après avoir pris deux cuillerées de crème de riz. Quand les douleurs cessaient vers l'épigastre, elles se promenaient le long de l'abdomen : celui-ci était souvent tympanisé ou bien contracté vers la colonne vertébrale; et, soit avant l'apparition de ce symptôme, soit pendant sa durée, toute pression, même légère, exercée sur la région épigastrique, était très-douloureuse. Le repos, et surtout celui du lit, augmentait ces symptômes. La malade était très-irritable; la lumière, le bruit, les odeurs, les conversations, étaient pénibles; la tête, très-douloureuse par moment; ne ressentait plus rien quelques momens après, et alors c'était une autre région organique qui était affectée de même : toute marche était pénible, et après un peu de fatigue, elle éprouvait des douleurs atroces au-devant des cuisses. Au reste, ces douleurs variaient constamment; tantôt il lui semblait qu'elle recevait des flèches sur les tempes ou sur la poitrine, et tantôt que son corps était parcouru comme par des lignes de feu qui s'étendaient jusque sous les ongles avec la rapidité de l'éclair. Parmi ces points organiques souffrans, celui qui l'affectait le plus était le creux de l'estomac : elle disait qu'il lui semblait qu'un serpent la rongeait dans cet endroit. Son moral était profondément affecté, et sa débilité presque extrême.

J'ai dit quel avait été le traitement que l'on avait fait suivre à cette malade; que plus on la soumettait aux antiphlogistiques, plus le mal s'aggravait; et, embrassant les idées que je croyais devoir émettre sur la nature du mal, je fis suivre le traitement que prescrivait sa nature. J'eus beaucoup de difficultés à vaincre; mais enfin la malade éprouva un mieux très-sensible dans l'espace de vingt jours; et, deux mois et demi après, des digestions presque complètes, des forces presque ordinaires et un teint de rose avaient reparu, ainsi que les menstrues. Malgré cet état, la malade ressentait néanmoins quelques douleurs vagues, mais légères; je lui conseillai ce qu'elle devait faire encore; elle quitta Paris, et je ne l'ai plus revue depuis.

2e *observation.* M. H...., marchand de vin en gros à Paris, âgé de vingt-cinq ans, ayant une constitution physique ordinaire, était sujet, depuis son enfance, à des vomissemens réguliers, mais éloignés les uns des autres. Dans l'été de 1821, il éprouva un vomissement plus fort qu'à l'ordinaire; on crut que ses jours étaient en danger; on appela un médecin qui jugea que la maladie était une gastrite, et lui en fit subir le traitement. Jusque-là les vomissemens avaient été éloignés, et dans leur intervalle il prenait indistinctement toute espèce d'alimens. A compter de ce moment, les vomissemens devinrent presque journaliers; on insista de plus en plus sur les antiphlogistiques, on fut jusqu'à se servir de l'application du moxa sur le creux de l'estomac; mais le malade eut beau consulter le premier banc et l'arrière-banc de la faculté de Paris, le mal s'accrut de jour en jour, et au printemps de l'année 1824, les digestions étaient presque nulles, les vomissemens réguliers, même après l'ingestion de quelques cuillerées de crème de riz; toute espèce d'alimens causait un poids continuel, des ardeurs et des douleurs épigastriques; les vins, les viandes épicées étaient insupportables; cependant toute pression exercée sur l'épigastre n'était pas toujours douloureuse, et, soit que le malade fût couché ou debout, la douleur restait la même. L'abdomen était tantôt balloné, tantôt contracté; la langue, souvent douloureuse vers son extrémité, libre et toujours d'une couleur rose pâle, présentait un volume aussi très-variable. Le pouls était lent et régulier, le teint d'une couleur jaune paille très-prononcée sur les pommettes, les yeux caves, la maigreur extrême, les jambes infiltrées, la tête en proie très-souvent à des douleurs longues et cruelles, le sommeil agité et le moral très-affaibli.

Ce malade vu dans cette situation, et après l'avis unanime de tant de médecins distingués qui ne reconnaissaient qu'une lésion organique de l'estomac, il fallait avoir bien étudié ce sujet pour oser émettre une opinion différente ; et tel fut cependant mon parti. Le malade cessa le traitement prescrit jusqu'à ce jour ; je le fis remplacer par celui qu'indiquait un état morbide semblable, et j'obtins un mieux très-sensible dans l'espace d'un mois. Le moral de ce malade était profondément affecté ; il ne pouvait mettre exactement en pratique mes conseils, et malgré cet obstacle, cinq mois après, il était revenu, à quelque chose près, à l'état où il était avant de subir cette longue maladie ; les vomissemens périodiques reparaissaient seulement de loin en loin. Depuis, je l'ai perdu de vue.

3e *observation.* M. Vilbien, brasseur et l'un des négocians les plus notables de Lille, âgé d'une cinquantaine d'années, doué d'une constitution physique très-élevée, mais forte, se plaignait, au mois de janvier 1828, d'une maladie que les médecins qualifiaient de gastrite. Elle parut à la suite d'affections morales ; l'appétit diminua d'abord, les digestions devinrent pénibles, et il vit insensiblement disparaître son embonpoint, et avec lui son teint de fraîcheur, et bientôt tous les symptômes s'aggravèrent. Le médecin qui fut le premier appelé ne reconnut qu'une gastrite dans cette affection morbide, et prescrivit les sangsues et tout l'ensemble des antiphlogistiques. Le mal, loin de diminuer, fit des progrès. Le malade s'adressa à un autre homme de l'art, puis à un autre, et ainsi de suite pendant quelques années; et ce fut toujours la même opinion qu'il trouva et le même traitement qu'on lui prescrivit. Dans sa position, après avoir tant éprouvé le savoir des médecins de la ville qu'il habite, il se rendit à Paris, y consulta des médecins, dont l'un d'eux lui prescrivit des toniques légers et des excitans extérieurs; il l'écouta de préférence à tout autre, et bientôt il fut forcé d'agir vis-à-vis de lui comme des précédens. Sa situation empirait; il se confia à d'autres médecins, soit de Lille, soit de Douai ou des villes environnantes, et partout ne rencontrant encore que des docteurs qui ne jugeaient pas son mal différemment des premiers, après tant d'opinions si unanimes, il se soumit au traitement qui en dérivait. Ne prendre que très-peu d'alimens, préférer les soupes maigres et au lait à toutes les autres, n'user pour boisson que de l'eau sucrée ou gommée, et recourir souvent aux sangsues et aux bains, tel fut l'ensemble des moyens curatifs qu'on lui ordonna. Le mal empira encore insensiblement, et fut porté à son plus haut période à l'époque que je viens de citer. Voici quel en était le caractère : le malade ressentait des frissonnemens presque continuels; depuis long-temps, il n'avait épouvé aucune espèce de sueur; les urines étaient claires et abondantes; la constipation des plus opiniâtres, les selles douloureuses, la couleur de la peau terne en général et jaunâtre sur les joues, et le marasme très-prononcé; des palpitations fréquentes se faisaient sentir, le pouls était très-lent et petit, l'indifférence pour toute espèce de mets très-prononcée; la présence de ceux-ci dans l'estomac faisait naître une pesanteur, des nausées, des ardeurs et des douleurs épigastriques dont la durée très-variable ne dépassait pas communément trois à quatre heures. D'un autre côté, ces symptômes n'avaient pas un caractère d'acuité, et le sentiment de chaleur se renouvelait seul plusieurs fois dans la journée. Souvent il ne cessait pas un instant à un degré plus ou moins fort, et d'autres fois il était entièrement nul. Les alimens les plus doux produisaient ces symptômes; mais le bouillon gras et l'eau smplement rougie leur donnaient beaucoup plus de force. Toute pression exercée sur l'épigastre n'était pas constamment douloureuse; ces symptômes n'augmentaient pas lorsque le malade restait debout, et souvent ils étaient dissipés par la marche ou la fatigue; la plante des pieds était très-sensible. Ce dernier symptôme était presque constant, mais souvent effacé par des douleurs de tête dont la fréquence et l'intensité inspiraient de grandes craintes au malade. Les bains, l'eau fraîche en boisson et les sangsues, au lieu de calmer le mal, ne faisaient que l'accroître; et une remarque à faire, c'est que le pouls variait peu au milieu de tant de symptômes différens. Ce monsieur était devenu profondément morose; il accusait partout des souffrances; toute fatigue lui était pénible; il était dominé par le désir du repos, et le sommeil, souvent agité, était rarement interrompu par la même douleur.

Ce malade offrait bien moins d'incertitude sur la nature de sa maladie que celui qui précède; il était bien évident, après un léger examen, qu'il n'était pas affecté d'une gastrite, et en partant de cette opinion , je l'ai soumis à un traitement qui l'a rendu à un état satisfaisant en peu de semaines , et en quelques mois à la santé la plus complète. Il digère fort bien quelque viande que ce soit, et il vaque entièrement à ses occupations ; ses forces sont ce qu'elles doivent être. Malgré plus de neuf ans de maladie, j'ai obtenu un succès incontestable, ce qui n'est pas toujours, parce qu'il en est des forces vitales comme des forces physiques; une fois trop affaiblies, il est difficile de les rendre à leur état primitif.

4° *observation*. M. Dupont, employé au bureau de l'habillement militaire, quai de la Haute-Deule, n° 5, à Lille, âgé de vingt-cinq ans, d'un tempérament bilieux-sanguin et d'un caractère heureux, se plaignait d'une gastrite qui durait depuis deux ans. On attribuait cette maladie à un excès d'intempérance. Telle était l'opinion des médecins qui l'avaient traité pendant tout ce temps, et qui le soumirent d'abord à une diète absolue dans les premiers jours, ainsi qu'aux sangsues et aux tisanes mucilagineuses. Ces premiers moyens n'ayant pas donné le succès qu'on attendait, on continua à moins priver le malade, à recourir souvent aux sangsues et à ordonner constamment l'eau pure. Au mois d'avril 1828, époque où je fus consulté, M. Dupont ne connaissait, depuis environ deux ans, que l'eau fraîche, les laitages et un peu de viande blanche par intervalle. Il avait essayé plusieurs fois d'user d'eau rougie et de bière; mais l'expérience ne lui avait pas été favorable. Malgré cette sévérité dans le traitement, ce jeune homme ne cessait d'être malade, et voici quel était son état au mois que je viens de désigner : il éprouvait souvent, après avoir pris des alimens, des pesanteurs, des renvois fréquens, sans aucun sentiment d'ardeur ni de douleur dans la même région. La pression n'était pas non plus douloureuse ; le ventre était tendu et parfois douloureux, l'appétit peu prononcé, les urines abondantes, la constipation très-forte, la sueur facile, la peau terreuse, les pommettes jaunes brunâtres, la maigreur prononcée, le pouls lent et la tête très-douloureuse pendant plusieurs momens de la journée, et quelquefois pendant des journées entières ; le moral était très-sombre ; le malade ressentait des tiraillemens dans les jambes, et la faiblesse était extrême.

Je suivis la même opinion que dans les cas précédens sur la nature du mal ; je fis l'application de mes principes ; le malade digéra mieux en quinze jours, et revint en deux mois à une santé complète qu'il possède toujours.

5° *observation*. M. Paul Dufresne, fabricant à Roubaix, près de Lille, âgé de trente-un ans, d'une constitution physique très-forte, me consulta, sur la fin du mois de juin 1828, pour une maladie que les médecins appelaient gastrite, et dont la durée existait depuis trois ans. Les causes de ce mal avaient été l'incendie de sa fabrique, et quelques jours après un autre accident des plus graves qui l'affecta beaucoup. Depuis cette époque, il ne cessa de se plaindre de digestions pénibles, irrégulières, souvent douloureuses, d'un malaise général, etc. Il mit en pratique plusieurs traitemens, se servit surtout des antiphlogistiques, et, malgré leur usage prolongé, il présentait l'état suivant au mois de juin que je viens de citer. Il éprouvait toujours des pesanteurs à l'épigastre , et des renvois fréquens immédiatement après avoir pris des alimens ; entre les repas, c'était des tiraillemens dans la même région qu'il ressentait, mais sans que ces symptômes fussent accompagnés d'aucune espèce d'ardeur, ni de douleurs locales. La constipation durait communément deux ou trois jours, les selles étaient douloureuses, le ventre souvent tympanisé, les frissons aux extrémités des membres presque continuels, la chaleur très-développée parfois, surtout à la tête, les sueurs faciles, les urines fréquentes, les lassitudes continuelles, les soupirs rapprochés, les palpitations fréquentes et le pouls lent. Le malade ne pouvait fixer pendant quelques momens son attention sur un objet quelconque, sans ressentir ensuite de vives douleurs à la tête. Les couleurs vives, les bruits confus surtout, étaient insupportables; l'envie du repos dominait le malade; le sommeil était tranquille; dans la journée, après une marche légère, surtout pendant l'hiver, il ressentait des douleurs au dos, et presque toujours à la tête, dont il rapportait leur siége au front. Ces douleurs variaient, et parfois elles restaient fixées pendant plusieurs jours à la nuque, à la partie postérieure du cou et à l'extrémité supérieure du tronc; elles changeaient encore de place, et aucune région n'en était exempte.

Le traitement que j'ai suivi a produit le même effet que chez les malades précédens. Les digestions sont aujourd'hui naturelles, les viandes ordinaires jusqu'au bœuf bouilli ne causent aucun trouble, ainsi que quelques verres de vin pur. Le malade a aussi repris de l'embonpoint et les forces ordinaires à cet âge, tout symptôme de gastrite n'existe plus, et le malade est revenu à la santé en deux mois.

6ᵉ *observation*. M. Blanquart, fabricant à Roubaix, âgé de trente-trois ans, d'une taille et d'une constitution physique ordinaires, mais d'une capacité intellectuelle peu commune, éprouva, il y a environ dix ans, une éruption cutanée que l'on supprima subitement. Depuis cette époque, sa santé dépérissait insensiblement ; on le soumit à une foule de traitemens : mais, comme le plus grand nombre de médecins ne reconnaissaient qu'une gastrite dans cette affection morbide, ce furent surtout les antiplogistiques dont on se servit pour la détruire. Tout effort fut inutile, et au mois de juin 1828, l'appétit n'était jamais prononcé ; il éprouvait de fréquens renvois pendant la digestion, souvent des pesanteurs épigastriques, presque toujours des malaises dans cette région, symptômes accompagnés de palpitations par intervalle, d'oppressions diverses, d'un pouls trèslent et peu développé, d'une indifférence extrême, de douleurs ressenties pendant long-temps à la tête, et d'une espèce de chaleur fixée sur le côté gauche, et qui n'augmentait ni par la respiration ni par la pression ; le sommeil était tranquille, et la faiblesse générale très-prononcée.

Telle était la position du malade, et loin de marcher sur les traces des autres médecins pour l'application du traitement, j'en ai suivi une opposée, et le malade en a éprouvé une amélioration d'abord très-sensible, et dans l'espace de quatre mois, les forces sont devenues bien plus considérables. Cet avantage a été frappant ; aujourd'hui, le pouls bat comme celui d'un homme ordinaire en bonne santé; et de tous les symptômes, le malade n'éprouve plus que celui qui consiste dans un sentiment de chaleur ressenti au côté gauche et qui est encore bien moindre qu'auparavant : situation qui me permet d'avancer que le malade peut être regardé comme guéri.

7e *observation*. M. Mallez, marchand, rue Équermoise, à Lille, dans l'âge viril, d'une constitution moyenne, mais forte, et doué à un haut degré de cette sensibilité morale qui caractérise les vertus douces telles que la bienveillance, se plaignait, au mois de juillet 1828, depuis environ quinze ans, d'un état morbide dont voici le tableau : la digestion était souvent irrégulière, accompagnée de quelques renvois et, depuis quelque temps, d'une certaine pesanteur à l'épigastre. Les frissons étaient parfois très-sensibles, les sueurs très-faciles aussitôt que le malade se livrait à quelque fatigue ; il touchait presqu'à la maigreur ; le pouls lent et toujours petit était souvent fréquent, toute l'économie d'une sensibilité extrême ; constamment il accusait un malaise général ; la tête était pesante, douloureuse, et elle ressentait une chaleur vive.

Plusieurs médecins consultés jugèrent différemment cette maladie : les uns lui attribuèrent un caractère nerveux, et d'autres la jugèrent pour une gastrite. Le malade suivit tous les traitemens qu'on lui indiqua. Les antiphlogistiques, surtout les saignées, loin de diminuer le mal, ne faisaient que l'accroître. Les saignées calmaient parfois pendant deux à trois jours les douleurs de tête ; mais ce temps écoulé, elles récidivaient en reprenant leur caractère premier.

A l'époque où M. Mallez me consulta, il suivait, depuis long-temps, un régime antiphlogistique; j'ai adopté un parti contraire, et le malade a repris aussi-tôt des forces; les douleurs de tête ont disparu dès les deux premiers jours, et en deux mois la santé était complète.

8e *observation*. M. Renaud, officier au 59e régiment de ligne, domicilié rue des Célestins, n° 29, à Lille, âgé d'une trentaine d'années, d'une taille moyenne, mais doué d'un physique robuste et d'un heureux caractère, se plaignait, au mois d'avril 1828, d'être depuis long-temps malade. Cet intéressant jeune homme, sujet à un flux hémorroïdal depuis la campagne de Russie, avait vu cette maladie acquérir insensiblement plus de gravité, et depuis quatre ans ses forces diminuer. Dans ces dernières années, il éprouvait une grande difficulté de digérer, des palpitations presque continuelles, et il était encore atteint, tous les hivers, d'une espèce d'ictère qui durait un mois à six semaines, et qui disparaissait ensuite. La dernière affection de cette espèce ne présenta pas cette issue heureuse; et après une durée plus longue que celle des autres, elle n'en restait que plus grave, ainsi que les autres symptômes. Consulté au mois d'avril par ce malade, il était dans l'état suivant :

Les hémorroïdes fluaient toujours, et ne cessaient pendant quelques jours que pour recommencer encore. Chaque fois, les pertes sanguines étaient considérables, et toujours elles se manifestaient légèrement après chaque selle. Tout désir d'aliment était nul, les digestions très-laborieuses, accompagnées d'une grande pesanteur épigastrique et de renvois

continuels, surtout quand le malade restait debout
ou assis pendant ce travail. Il était très-oppressé, les
palpitations presque continuelles, plus fréquentes et
plus fortes aussitôt qu'il ressentait la moindre émotion ;
le pouls était tantôt agité, tantôt calme, lent et peu développé, et tantôt fréquent, dur et plein, ou bien irrégulier. Le malade accusait des frissons, l'absence de
toute sueur, une sécheresse continuelle de la bouche ;
et, en effet, le doigt placé sur la langue donnait à
peine l'impression de quelques mucosités. Les urines
étaient limpides, les joues et les extrémités inférieures des jambes infiltrées, le nez luisant, les pommettes, les doigts et les ongles, et surtout les premières, d'une couleur jaune citron, et les lèvres et
la langue d'une pâleur semblable à celle d'un mort.
Le regard presque inanimé ne peignait qu'une âme
qui entrevoit froidement la fin de ses jours ; un désir extrême pour le repos dominait le malade, et sa
débilité extrême expliquait ce symptôme.

Tel était le malade à cette époque, état qui existait depuis plusieurs mois, et dont les premiers degrés comptaient des années, ainsi que je l'ai dit plus
haut. Plusieurs médecins célèbres de Lyon ou de
Grenoble lui avaient donné des conseils ; et dès le
début, un professeur de la faculté de Paris ayant été
consulté, émit l'idée que la maladie était une gastrite, les hémorroïdes un bien, et qu'en se bornant
pendant long-temps à un régime doux et à des tisanes antiphlogistiques, le mal disparaîtrait. Ses pro-
messes ne se réalisèrent point, et le mal est parvenu
au degré dont je viens de tracer le tableau. Parmi les
médecins de Lille qui le traitèrent, l'un ne recon-

naissait qu'une gastrite, et l'autre une maladie du cœur, et tous ordonnèrent la diète, les limonades et les sangsues. Ces moyens curatifs furent nuisibles; j'émis d'autres idées sur la nature du mal, je mis en pratique le traitement qu'ordonnait ce dernier, et dans six semaines j'obtins un mieux sensible. L'économie était profondément altérée; il fallait persévérer long-temps dans l'usage des remèdes qu'elle réclamait; c'est ce que je fis, et dans quatre mois, la santé reparut, et aujourd'hui elle est plus belle encore : toutes espèces de viandes et de vins sont très-bien digérées.

9ᵉ *observation.* Madame Mathon, épouse de l'un des négocians les plus notables de Lille, demeurant rue des Jardins, encore très-jeune, souffrait, au mois de juin 1828, d'une maladie que ses médecins qualifièrent de gastrite (1). Cette affection, qui durait depuis sept mois à l'époque que je viens de désigner, débuta par ce qu'on nomme la fièvre, dont la cause en était attribuée à de trop grandes fatigues. Le mal parut grave dès sa naissance, et l'on eut recours à une diète absolue, aux boissons antiphlogistiques; et, comme on doit bien le penser, les sangsues ne furent pas ménagées. Madame Mathon, loin de guérir, éprouva un abattement complet; tout aliment, quelque léger qu'il fût, toute tisane, jusqu'à l'eau sucrée, furent très-péniblement digérés; et loin de se raviser, de réparer de grandes

(1) Cette dame étaie on ne peut mieux la doctrine de l'immortel Gall, en ce que l'on voit sur sa tête le dévelopement d'un organe qui la domine, et qui est en rapport avec ses actions, tandis qu'elle en réfléchit parfaitement la mimiqu dans ses mouvemens.

erreurs, on ne fit que les mettre en pratique comme par le passé. Après deux mois d'une heureuse résistance aux premiers médecins et à la maladie, la malade se livre successivement aux médecins les plus.distingués de Lille et des environs, et tous, à l'exception d'un seul, ne diffèrent point de l'opinion des premiers, tant sur la nature du mal que sur son traitement. Quant à celui qui émit une opinion différente, il ne reconnut dans cette affection qu'un *engorgement hémorroïdal*, et loin de changer le traitement, il ne fit qu'insister sur les sangsues. Le lecteur jugera par le tableau que je vais donner de la maladie, si cette opinion était fondée, et j'ose croire que loin de l'embrasser, il pensera avec moi qu'on peut être membre du jury médical, tout comme on est professeur d'une faculté, et n'avoir pas le sens commun en médecine. Enfin, après s'être successivement confiée à divers docteurs, un dernier conseillait, après tant de sangsues et une privation si longue, d'employer les dérivatifs sur l'épigastre. Ce docteur, qu'on pourrait surnommer, à juste titre, le Sangrado ou le Broussais du Nord, espérait, par cet heureux remède, déplacer une vieille phlegmasie dont le degré était jugé très-fort. Ce remède ne fut pas mis en pratique; à peine sortie de chez cet amateur enthousiaste de sangsues, la malade fut conseillée différemment, et dès ce moment je fus chargé de la traiter. Son état morbide était le suivant : l'appétit était nul, tout désir de boisson éteint, l'aliment le plus léger causait une grande pesanteur qu'accompagnaient des renvois, un malaise et une espèce d'ardeur épigastriques. Ces symptômes étaient de longue durée, et une fois qu'ils n'existaient plus, la malade accusait ce qu'on nomme en terme vulgaire des tiraillemens, et qui ne disparaissaient que lorsque l'estomac recevait la faible quantité de panade prescrite. De légers toniques, comme quelques cuillerées de bouillon gras ou d'eau rougie, dont la malade avait éprouvé l'effet, rendaient tous ces symptômes plus graves; la pression n'était pas douloureuse, la constipation était opiniâtre, les selles pénibles, les frissons fréquens, la bouche légèrement pâteuse, la langue pâle, la peau terne, le marasme très-prononcé, le pouls d'une faiblesse extrême, et l'âme fortement navrée, mais non sans un espoir de retour à la santé. La malade accusait un besoin continuel du repos; son sommeil était léger et elle était sujette à des douleurs vagues, mais plus vives et plus fréquentes au dos, et surtout à la tête.

J'ai dit quels avaient été les remèdes dont on s'était servi pour combattre la maladie, et qu'un médecin, professeur à l'hôpital militaire de Lille, et plus physiologiste de nom que de fait, avait prescrit à la malade des vésicans quelques heures avant qu'elle ne se rendît chez moi. Quant à moi, je suivis la marche qu'indiquait le mal pour le traitement, et, quarante-huit heures après, j'avais obtenu une amélioration sensible. Tel fut mon début; j'ai persévéré dans l'application de mes principes, et deux mois au plus ont suffi pour rendre cette dame à la santé.

Mais on m'objectera que tous ces faits ne prouvent rien contre la prétendue doctrine physiologique, et qu'on doit en conclure qu'on l'a mal appliquée. Cette objection tombe d'elle-même d'après ce qui précède. Peut-on avouer, sans être démenti par les faits, que MM. les professeurs à l'hôpital d'instruction de Lille soient dans cette ignorance, et qu'un autre grand nombre de médecins de Lille ou des environs, qui, certainement, ont étudié ce système, se trouvent dans le même cas? En soutenant une opinion pareille, on serait ridicule, et en s'en rapportant aux faits, l'on est toujours forcé d'en conclure que la doctrine n'en est pas une. D'ailleurs, quand elle se réduit à ne voir partout que gastrites, et pour remèdes des sangsues et de l'eau pure, certainement son application devient trop aisée pour qu'on puisse accuser qui que ce soit de ne pas la comprendre. Cette objection n'a donc aucune force; le fait est que tous les médecins devenus systématiques n'entendent rien à la médecine; qu'en ne reconnaissant que des gastrites dans tous les cas que nous venons de citer, ils prouvent qu'ils n'ont jamais su comprendre les cris de la douleur; et ce que je dis des copistes en sous-ordre s'applique également au maître, et le docteur Broussais n'agit pas différemment qu'eux, ainsi que le prouvent ses écrits, et mieux encore les faits suivans.

10e *observation*. Sur la fin de février 1828, vint me consulter M. Petit, marchand papetier à Lille, que l'on traitait, depuis trois ans, comme atteint d'une gastrite. Ce malade, d'un tempérament sanguin, d'une forte complexion organique, âgé de trente-sept ans, se plaignit d'abord de douleurs dans l'une des cuisses. Cette maladie dura pendant quelque temps seule; elle perdit de son acuité, et alors parut une grande difficulté de digérer, accompagnée

d'autres symptômes. On appela un médecin, qui ne
reconnut dans ces symptômes qu'une gastrite et qui
fit l'application des antiphlogistiques. Le mal, loin
de diminuer, s'accrut : l'on consulta d'autres médecins, qui émirent la même opinion et qui conseillèrent les mêmes remèdes. En vain on suivit cependant un tel système pendant deux ans : le malade,
encore plus gravement affecté, et ne sachant plus à
quel Esculape se confier, tomba dès lors entre les
mains de l'aumônier d'un régiment en garnison à
Lille. Cet homme faisait le métier, bien commun
autrefois, de prier Dieu et de tromper. Il vendait un
élixir : M. Petit en usa sans succès. Dans son désespoir, il revint aux premiers médecins, et n'obtenant
encore aucune amélioration, il se fit conduire à Paris,
chez le *profond* Broussais. Il cherchait le docteur
le plus renommé, et s'il n'eût rencontré celui-là,
sans doute que le sort l'eût conduit chez Leroy ; car,
par le temps qui court, il faut n'avoir qu'une idée
des plus sottes en médecine pour y acquérir de la
célébrité. Le malade était, comme on voit, fort
malheureux ; il ne pouvait éviter ni les Sangrado ni
les empoisonneurs. Quoi qu'il en soit, voici la consultation du docteur bas-breton que je rapporte mot
pour mot et dont je conserve l'original. Le lecteur y
trouvera un modèle de profondeur médicale, d'analyse et d'un style qui prouve que les écrits du docteur,
que l'on publie, sont les enfans de plus d'un père.

« Il y a, écrit-il, chez Monsieur, une *gastro-
duodénite* chronique, et même tous les intestins
grêles participent à *l'irritation.* Le traitement antiphlogistique a été prescrit, mais exécuté incomplète-

ment. Je conseille, 1° un régime uniquement composé de potages gras et maigres, de légumes tendres, mais abstinence complète de viande, *et ne pas* se rassasier, à beaucoup près.

» 2° De boire de *l'eau pure* aux *repas*, et entre les *repas*, soit de la limonade, soit de la groseillade, soit de la solution de gomme arabique, soit de *l'infusion* de racine de réglisse, ou bien un sirop adoucissant comme ceux de guimauve, d'orgeat *ou autre*; on aura soin de ne boire que trois heures après le repas; *on répétera toutes les demi-heures* et peu à la fois.

» 3° Des bains avec la fécule d'amidon, une livre par chaque bain; au moins trois par semaine. Après *trois mois* de l'usage de ces bains, on prendra ceux de Barèges artificiels, si la peau est encore malade.

» 4° L'usage des lavemens ne peut qu'être approuvé.

» *N. B.* La guérison dépend de la constance de l'emploi de ces moyens. Les plus légères fautes du régime en feraient perdre tout le fruit. Je conseille à Monsieur de renoncer à tous les remèdes, et surtout aux élixirs et autres stimulans que l'on débite sous prétexte de fortifier l'estomac.

» Paris, le 18 juillet 1827.

» *Signé*, Broussais. »

M. Broussais est d'une sagacité profonde. M. Petit a, selon lui, toute la muqueuse de l'estomac et des intestins phlogosée; et sait-on ce qu'il recommande contre une maladie de cette espèce, qui dure depuis deux ans, et qui a résisté à tant d'antiphlogistiques? Ce sont les potages au gras et au maigre. Mais on doit faire abstinence complète de viande! Entendez-vous bien, lecteur ; le malade prendra des potages au gras pour combattre une gastro-duodénite, après avoir crié jusque par-dessus les toits que le bouillon gras était un poison. Ensuite il s'abstiendra de viande, comme si le bouillon qu'on en fait était maigre. Et puis on sera un grand coupable d'oser dire que Broussais niaise en médecine. Que dire aussi de la quantité du liquide que l'on doit boire à la fois? C'est depuis qu'on lui a fait remarquer, au Val-de-Grâce, qu'il tuait des fiévreux par la quantité de tisanes dont il les gorgeait, qu'il tient ce langage. Mais que je marche rapidement pendant deux heures ou lentement pendant douze, je n'en serai pas moins également fatigué; et alors que signifie ce langage? qu'on est un médecin moins qu'ordinaire dans la carrière où l'on est un géant dans l'opinion. Que dire aussi de la nature des bains prescrits? que le docteur est ici à la hauteur du savoir qu'il déploie pour combattre les fièvres intermittentes, quand il se sert contre elles d'épithèmes arrosés d'une décoction de quinquina. Je laisse ce sujet et je le termine en énonçant que le mal serait même une phlegmasie, que les moyens qu'on indique seraient dangereux, et que, dans le cas contraire, ils seraient encore incomplets, puisque l'on ne parle pas des rapports que les organes doivent avoir entre eux dans ces cas.

Voilà l'opinion que l'illustrissisme M. Broussais émit sur le mal et le traitement qui fut conseillé, et, malgré *sa constance dans l'emploi de ces remèdes,* pendant le long espace de huit mois, M. Petit n'en

conserva pas moins sa maladie primitive, qui, loin
de diminuer, était même plus grave après ce temps
expiré, époque où il présentait l'état suivant :

L'appétit était toujours peu développé et souvent
nul, la digestion toujours très-lente. Le malade éprouvait une pesanteur qui commençait d'abord à l'épis-
gastre et qui s'étendait ensuite insensiblement le long
de l'abdomen ; pendant les deux premières heures,
les renvois étaient presque continuels ; un sentiment
de chaleur vive, porté souvent jusqu'à l'ardeur et
accompagné de fréquentes douleurs, était éprouvé
d'abord à l'épigastre, et plus tard dans tout l'abdomen. La pression exercée sur l'épigastre n'était pas
douloureuse ; et si le malade restait debout ou s'il se
livrait à une marche plus ou moins forte, les douleurs
disparaissaient souvent, tandis que tantôt elles devenaient plus vives. Le ventre, souvent comme tympanisé, changeait pour prendre un état inverse ; plusieurs
heures après chaque repas, souvent immédiatement
après avoir pris celui-ci, le malade accusait des symptômes épigastriques, qu'il disait être des tiraillemens
très-douloureux. La constipation était opiniâtre, les
urines abondantes, les frissons fréquens, les sueurs
nulles, les palpitations très-fréquentes et le pouls lent
et faible. La langue était légèrement pâteuse, la peau
terne, d'un jaune citron aux pommettes, les lèvres et
la langue pâles, la maigreur prononcée, l'aspect sombre et le moral profondément affecté. Toute attention
prolongée devenait impossible ; le sommeil était interrompu par des douleurs épigastriques, que calmaient souvent un verre de tisane ; ces douleurs
étaient diversement répandues, mais constantes et

16.

vives au front, et tout l'organisme exprimait une faiblesse générale.

Ce malade ne différait que peu de ceux qui précèdent ; et soumis au même traitement, modifié seulement en raison du degré de la maladie, il a éprouvé une amélioration très-sensible en dix jours, et est revenu à la santé en six semaines.

Voilà les succès du créateur de la sublime médecine actuelle, et d'après eux et un fait que je vais rapporter dans les considérations, il sera on ne peut pas plus facile de se convaincre qu'il est impossible d'être plus loin que le docteur Broussais d'une saine pratique.

Les faits qui précèdent démontrent jusqu'à l'évidence que la gastrite, telle qu'on la fait, n'a pas plus le sens commun que celui qui lui prête un caractère qu'elle n'aura jamais, et comme le fait suivant sert, on ne peut pas mieux, à prouver cette vérité, je vais le rapporter.

11ᵉ *observation.* Madame V..., demeurant à Paris, âgée de dix-neuf ans, d'une complexion physique très-forte avant sa maladie, accusait, selon les médecins, une gastrite qui durait depuis trois ans. Elle avait subi pendant tout ce temps le traitement antiphlogistique dans toute sa sévérité d'après les ordonnances des médecins les plus renommés de la capitale, et toujours sans aucun succès. Je fus consulté à mon tour, et voici l'état où je l'observai : l'appétit était nul ; tout aliment, quelque léger qu'il fût, était difficile à digérer, causait des pesanteurs épigastriques et donnait lieu à beaucoup de renvois. Les selles étaient rares, les urines fréquentes, les frissons presque constans, le marasme très-prononcé et le pouls très-lent. Toute l'économie se plaignait de douleurs diverses, surtout entre les deux épaules et à la tête; et la physionomie, où venait se réfléchir le moral, peignait une âme profondément affectée.

Cette maladie me parut d'abord difficile à caractériser, parce qu'à cette époque j'étais bien moins qu'aujourd'hui familier avec son étude; cependant, après quatre à cinq visites, je déclare à madame V... qu'elle n'est point affectée de gastrite, que c'est son moral qui souffre, que ce n'est que lui qui cause tous les autres symptômes, et que, tant qu'on ne détruira pas cette cause, tout traitement sera inutile.

Cette manière de m'expliquer plut à cette dame, qui me dit que j'avais le premier deviné sa maladie, mais que la cause en était trop affreuse pour qu'elle pût jamais la surmonter. Malgré cet aveu qui m'étonne, je lui fais sentir le danger de sa position, je l'encourage à prendre le parti que commande la raison; et, après quelques autres visites, pressée par mes conseils, elle me fit l'aveu que l'homme que je prenais pour son mari l'avait courtisée il y a environ quatre ans, qu'il l'avait enlevée de chez sa mère; que près d'elle il n'avait d'autre plaisir que de la contempler et de se livrer avec fureur au plaisir d'Onan; qu'elle l'avait pris en horreur; que chaque fois qu'elle le voyait, elle éprouvait un frisson général, et qu'elle ne ressentait pour lui que de la haine. Elle ajouta que ce sentiment d'un côté, et de l'autre l'idée qu'elle n'avait plus de parent, ni d'amis vers lesquels elle pût revenir, tout lui faisait demander la mort.

Le remède de la gastrite était simple; je fis sentir

au prétendu mari (1) que l'air seul de la campagne
pouvait rétablir cette dame; par ce moyen, une sé-
paration de fait entre ces deux êtres eut lieu; la
malade revint promptement à la santé et, dès lors
sa raison plus forte, prit le parti d'abandonner un
jeune homme dont une fortune immense n'obtenait
que la haine et le mépris des femmes.

Voilà des faits importans auxquels je pourrais
ajouter une foule d'autres des plus importans; mais
en vain la nature multiplie les faits pour accuser
nos erreurs; l'ardeur de systématiser ou de tuer
l'emporte. L'influence du moral sur le physique
est extrême, et croyez-vous que les médecins
actuels, surtout ceux du Nord, tiennent compte
de cette vérité? Les faits que je rapporte et mille
autres que l'on pourrait recueillir au besoin, sont
là pour prouver ce que j'avance. Sans doute, dans
leur jargon, il en est bien question; mais comme on
juge les hommes d'après les faits, il est bien évident
qu'ils ne pratiquent pas tout ce qu'ils disent; et d'ailleurs, comment le feraient-ils avec leur enjouement
pour les systèmes les plus ridicules? Quand un estomac est irrité par un excès de liqueur, il peut fort
bien arriver que ce viscère ait ses fonctions altérées
sans qu'il soit phlogosé; et parce qu'on ignore cette
vérité, on agira souvent comme chez le sujet de
l'observation quatrième, c'est-à-dire que le médecin

---

(1) Ce jeune homme avait les cheveux châtains et il était
doué d'un tempérament éminemment lymphatique. C'est le
second fait de cette espèce que j'ai observé, et toujours chez
un individu ayant le même physique.

sera plus dangereux que le mal même. Une trop grande perte de sang trouble les fonctions de toute l'économie et surtout celle des voies digestives; et, comme l'on n'a en tête que la gastrite, si, parmi les symptômes que le malade éprouve, il y a des digestions pénibles, vite les médecins de Paris, comme ceux de Grenoble, ou de Lyon, ou de Lille, crieront à la gastrite, ou bien à l'anévrisme, si ce symptôme est accompagné d'oppressions et de palpitations, comme chez le sujet de la huitième observation. Sur un sujet pareil, on sera divisé d'opinions; mais qu'on réfléchisse un seul instant à l'effet de la soustraction d'une grande quantité de sang, et l'on sentira que ces gastrites et ces anévrismes sont des chimères, et que faute de connaître le véritable mal, on ajoute à sa gravité. Depuis que j'observe à Lille, j'ai rencontré le fait que je viens de citer, et où un médecin de cette ville ne reconnaissait qu'un anévrisme. J'en ai observé un autre identique où l'aîné des Sangrado de la même ville ne reconnaissait qu'une gastrite, qu'il combattait depuis huit ans au moins par la privation des sang-sues et l'eau pure, et qu'il combattrait vraisemblablement encore de même, si le malade, qu'il forçait à une mort lente, ne se fût ravisé et n'eût suivi mes conseils. Pauvres copistes subalternes du copiste en renom, du docteur Broussais, ayez donc le sens commun de vos malades; ravisez-vous comme eux; et vous, monsieur l'inspecteur des morts, et vous soi-disant professeur physiologiste, vous cesserez peut-être d'être aussi funestes.

Il est d'une nécessité absolue de préciser les causes des maladies pour en connaître leur nature, et l'on

voit que les médecins du second ou du troisième ordre, selon la renommée, agissent comme les modèles
du jour : ils niaisent avec Broussais, déraisonnent lon-
guement avec le pesant Andral; ils font une guerre d'ex-
termination aux négocians comme lui aux comtesses,
et si on leur observe leur ridicule, leur sot amour-
propre les rend vaniteux comme un Rostan, et les
jette dans une vague qui rappelle les écoles du treizième siècle. Renonçant à la connaissance des causes,
on doit sentir que, comme leurs modèles, ils n'auront
nulle idée exacte de la nature du mal, et c'est ce que
prouve toute leur pratique. Examinez-la dans les faits
qu'ils rapportent eux-mêmes, ainsi que je l'ai fait
dans mon examen, ou bien recueillez-la ainsi que je
viens de le faire, partout ils multiplient les preuves
de ce que j'avance. S'ils avaient la plus légère idée
d'une inflammation, je le demande, auraient-ils dû
persévérer avec autant de ténacité dans la pratique
des antiphlogistiques chez tous les malades que je
viens de citer, lorsqu'ils avaient la conviction jour-
nalière qu'ils aggravaient le mal? Ensuite, s'ils com-
paraient la marche d'une inflammation à celle de la
maladie qu'ils prennent pour telle, ils seraient convaincus qu'elles n'ont aucun rapport, puisqu'il est
impossible qu'une gastrite existe pendant deux ou
trois ans, et à plus forte raison pendant neuf ans, sans
qu'il survienne une lésion organique, tandis que dans
les cas que je viens de rapporter, cette désorganisation n'a pas lieu. L'anatomie pathologique vient encore à l'appui de cette vérité; car, chez une malade
morte pendant cette prétendue phlegmasie élevée à
son plus haut période, l'estomac et les intestins n'of-

frirent point la plus légère lésion. On a mis Pinel de
côté ; mais qu'au lieu d'être si léger, on médite le
tableau exact qu'il a tracé de la gastrite, et si ensuite
on peut se déterminer à la retrouver aussi souvent
qu'on le fait, on peut assurer sans crainte que les
médecins qui auront ce talent sont aux portes de
Charenton. Mais disons quelques mots sur les symptômes qui accompagnent cette prétendue inflammation. Les systématiques soutiennent que c'est par
sympathie qu'ils ont lieu ; il faut avouer que c'est
une singulière sympathie lorsque l'estomac digère fort
bien encore, et que le malade se plaint de palpitations, de douleurs cruelles à la tête, etc. Est-ce qu'ils
voudraient admettre qu'il existe des gastrites laten-
tes ? Pourquoi pas ? On a bien admis des véroles la-
tentes. Avec les médecins actuels, on n'est sûr de
rien. Le teint le plus frais sera détruit par le mercure, et en voyant Grimaud de la Renière dans un
festin, ils soupireraient après les sangsues pour détruire sa gastrite vorace.

Anciennement on décrivait sous le nom d'hypo-
condrie cette maladie où toute l'économie est souffrante, comme dans les cas que je viens de citer ;
cette dénomination n'est tirée que du symptôme
principal, et ne peint pas le mal réel. M. Loyer
Villermay l'a décrite, et, en comparant ce qu'il dit
aux faits que je rapporte, il est bien positif qu'en
faisant toujours partir le mal de l'estomac, il est en
opposition avec les faits.

On a senti comme moi, dans ces dernières années,
le danger de la médecine de Broussais, et des médecins que l'on avait soumis à son action se sont surtout

élevés contre elle. Parmi eux, celui qui a décrit sous
le nom de gastralgie la maladie qui m'occupe, a
rendu service à l'humanité, quoiqu'il soit encore
resté dans plusieurs erreurs. D'abord, ce n'est pas
une maladie propre à l'estomac exclusivement,
et cependant le titre qu'il lui donne prouve qu'il a
une opinion contraire. Ensuite, il indique un régime
tonique dans tous ces cas; mais, en se bornant à cette
marche, non-seulement il n'obtient un résultat avan-
geux qu'à la longue; non-seulement ce résultat n'est
pas constant, mais c'est qu'il est positif qu'il développe souvent la gastrite. Autrefois on agissait ainsi,
et les toniques emmenaient des cancers de l'estomac.

On me demandera quelle est cette maladie? Quand
un cerveau fatigué par une longue étude ne peut
supporter les impressions, que dites-vous? qu'il
existe une altération de l'encéphale. Maintenant analysez l'organisation dans les cas ci-dessus, et vous
serez forcé d'admettre qu'il existe alors une altération générale de la trame organique. Si ensuite vous
remontez aux causes, il sera impossible d'abandonner
cette idée, à moins de vouloir lutter contre les faits.

Si l'on ignore le mal, le traitement ne peut être que
vicieux; et une remarque à faire, c'est que plus les
médecins sont grands dans l'opinion à l'époque actuelle,
et plus les malades qui les consultent sont exposés.
Que fait le sujet de la deuxième observation? Il s'a-
dresse presque à toute l'élite médicale de Paris, et il
est un de ceux qui s'approchent le plus de la tombe.
Le sujet de la troisième observation est fortuné; il
appelle à son secours les têtes médicales les plus fa-

mées du département du Nord et de Paris ; il souffre
neuf ans, et il touchait enfin à la mort, s'il n'eût
trouvé une main plus habile. M. Renaud a suivi les
conseils des Broussais de Lyon, de Paris et de Lille,
et que s'ensuit-il ? c'est qu'il est regardé comme incurable, et destiné à une mort prochaine, lorsqu'un
autre plus heureux vient lui rendre la santé.
M. *** était plus à même d'apprécier que tout autre
ce savoir ; après avoir essayé de la médecine de
Lille, il éprouve celle de l'un des membres les
plus renommés de la faculté de Paris, et il reste
cinq ans dans un état déplorable. Parlerai-je du
sort de madame Mathon ? Eh bien ! l'homme qui
marche en marmottant sangsues, eau froide, eau
froide, sangsues, le physiologiste par excellence du
Nord, dont le nom seul pourrait rester dans le pays
pour peindre une médecine funeste, lui conseillait
les stimulans extérieurs, sous prétexte de dériver
une phlogose imaginaire chez un être dont la sensibilité était devenue extrême par les antiphlogistiques
et les sangsues ordonnés pendant sept mois consé-
cutifs. Mais arrivons à un autre fait. M. Petit, le sujet
de la dernière observation, se confie au médecin par
excellence, à défunt Broussais, et sa maladie s'accroît
encore, tandis qu'il a suffi de peu de semaines pour le
rendre à la santé. Au reste, ces faits lui étaient communs, et parmi ceux qui sont à ma connaissance, en
voici un que je recommande au lecteur. Une dame
indienne a sa fille, âgée de dix-huit ans, malade depuis plusieurs années ; ne trouvant aucun secours dans
les contrées qu'elle habite, elle quitte les Indes,
s'embarque avec son enfant pour l'Europe, et arrive

enfin à Paris. A peine dans la capitale , la mère est atteinte de la fièvre , et Broussais, appelé comme un sauveur, ne reconnaît dans les deux malades que deux gastrites, l'une chronique et l'autre aiguë. Il suit son système, et la mère succombe après sept semaines de souffrance, tandis que la fille est mourante à la même époque. Les parens de cette dernière témoignent leur mécontentement au Sangrado du jour; ils le remplacent par le dernier des médecins philosophes que possédait la science, l'immortel Gall, et cet être si intéressant retrouve la santé par une méthode opposée (1). Tel est Broussais, tels sont les médecins qui l'imitent le mieux. Mais pourquoi ces revers chez eux ? parce que le système qu'ils suivent étant affreux , ceux qui s'en pénètrent le plus doivent le pratiquer avec plus de zèle, et tuer avec plus de certitude.

Laissons cette proposition et poursuivons notre sujet. J'ai dit ce que c'était que traiter une maladie : or, lorsque la peau est aride, les lèvres sèches, la langue à peine humide, qu'il existe des palpitations, etc., comme chez le sujet de la huitième observation, la nature, en vous montrant la cause matérielle du mal , ne vous en indique-t-elle pas le remède ? Si, sans doute ; ainsi, la langue est peu humide, la peau sèche, parce que le malade ayant peu de sang, en perdant des humeurs par l'exhalation cutanée et les sécrétions muqueuses, il affaiblirait davantage la masse sanguine déjà en trop petite quantité, et courait à

____

(1) C'est chez M. Gai, rue Caumartin, n° 10, à Paris, que ce fait est arrivé.

une mort certaine. Si, en outre, les palpitations existent, c'est parce que le cœur n'a plus sa force ordinaire et que le sang n'est pas décomposé. Analysez,
et en suivant cette route, une fois la cause immédiate du mal connue, les symptômes n'ont plus rien
de mystérieux, et ils indiquent même le remède. On
ne peut contester cette vérité, et alors était-ce le cas
d'appliquer les sangsues chez ce sujet? et, quand vous
avez épuisé un malade par vos éternelles sangsues,
ne le placez-vous pas dans le même état que ce dernier? La réponse affirmative n'est pas douteuse; et
en continuant l'usage de vos remèdes terribles,
broussaisiens, hommes petits qui faites marcher la
science à reculons, soyez bien convaincus que vous
attentez aux jours de ceux qui vous confient leur
vie. Tout est bien dans la nature; ne prenez qu'elle
pour exemple, et, en suivant ses lois, rappelez-vous
qu'il en coûte moins d'efforts de tête pour la comprendre et être un bienfaiteur de l'humanité comme
le vieillard de Cos, que pour l'outrager et usurper
l'opinion publique en en imposant à la majorité des
sots, comme les Sangrado de Paris et de Lille.

Qu'on n'aille pas conclure non plus de ce que j'a-
vance que, pour guérir les altérations générales plus
ou moins profondes de l'économie, il suffit d'abandonner les antiphlogistiques et de recourir aux toniques. On serait dans l'erreur : ces remèdes sont
souvent indispensables; mais, si l'on réfléchit que les
voies digestives sont très-débilitées, qu'elles sont ex-
cessivement irritables, il est bien certain que, tant
que vous n'agirez pas de manière à ne pas brusquer
cette sensibilité, ce que vous ne pouvez éviter par

lest oniques seuls, vous aggraverez la maladie, et que vous aurez les revers des brouniens, ainsi que je l'ai dit plus haut.

Dans tous les cas, cette maladie que l'on confondait jadis avec la fièvre lente, que l'on a décrite sous le nom d'hypochondrie, et que l'on regarde aujourd'hui comme une gastrite, peut être considérée comme presque constamment curable. Je n'ai rencontré, sur le grand nombre de malades que j'ai observés, qu'un exemple contraire, et c'était chez une femme encore jeune : son organisation avait été si fortement altérée par les sangsues, pendant des années entières, qu'elle paraissait un véritable squelette. Par une conséquence naturelle, la guérison exige un traitement plus ou moins long, attendu que l'économie ne se recompose que lentement, une fois profondément altérée. Si en suite l'on observe que, cette altération une fois créée, l'économie reste presque toujours plus ou moins frêle, l'on doit s'attendre à éprouver souvent des douleurs vagues et extérieures, si l'on ne suit avec rigueur la pratique des lois hygiéniques.

CHAPITRE IX.

SPASME DE LA VESSIE ET GRAVELLE.

Le spasme de la vessie et la gravelle sont des maladies presque communes de nos jours, très-rebelles d'après les traitemens connus, et, pour prouver qu'on se trompe encore sur le caractère du mal, je vais rapporter plusieurs faits.

1re *observation*. M. C..., âgé de 38 ans, fut atteint, dans l'hiver de 1821, d'une douleur constrictive presque aiguë, ressentie derrière le pubis, au périnée et à l'extrémité de l'urètre, et accompagnée d'un besoin continuel d'uriner, toujours plus prononcé pendant quelques momens après le jet de l'urine. Celui-ci était petit et toujours réduit à une faible quantité de liquide; et tout ces symptômes étaient accompagnés, par intervalle, d'une envie très-prononcée d'aller aux selles, et de douleurs dans les testicules et souvent au sacrum. Les urines étaient claires et chargées de graviers rougeâtres. Cet état dura long-temps; mais à la longue, ces graviers furent remplacés parfois par des calculs couverts d'aspérites, et dont la sortie éprouvait de grands obstacles. Ces symptômes étaient précédés de douleurs néphrétiques violentes.

On attribuait le mal à une trop grande habitude du cheval et à un coït immodéré.

Les sangsues et les antiphlogistiques étaient administrés largement; mais plus j'insistais dans ces remèdes, surtout les bains de siége tièdes, et plus le mal s'aggravait. Le malade prit le bon parti de se reposer, de se ménager dans ses plaisirs, de renoncer à la médecine aquatique; et à la longue, il fut délivré de sa maladie. Ici les instincts furent les véritables médecins.

2ᵉ *observation*. M. B....., marchand, domicilié à Lille, d'une sensibilité très-vive, se plaignait, au mois de mai 1828, d'un besoin presque continuel d'uriner. Cette maladie existait depuis une dizaine d'années, et il en faisait remonter la cause à une blennorrhagie qu'il avait éprouvée à l'âge de vingt-deux ans. Voici quel était le degré du mal à l'époque ci-dessus :

Une sensation pénible ressentie constamment à l'extrémité du canal de l'urètre, semblable à celle que produit un calcul vésical et une douleur à la base du membre précédaient tout jet d'urine; et un instant avant l'apparition de ce dernier, cette douleur devenait plus vive, s'étendait à la région hypogastrique, au périnée, et allait toujours en augmentant, jusqu'à ce que quelques instans se fussent écoulés après le jet. Pendant son existence, le malade se livrait involontairement à maint effort pour chasser l'urine avec violence, et toujours sous le volume de quelques gouttes, dont le passage dans l'extrémité de l'urètre était douloureux; alors la verge éprouvait un resserrement spasmodique, ainsi que l'anus dont les muscles constricteurs entraient en jeu et forçaient le malade à rejeter les excrémens. Les vins blancs, le coït, toute marche, la voiture surtout, et les temps froids aggravaient ces symptômes.

Tel était ce malade, dont la vie n'était depuis long-temps qu'un martyre. Mes principes en médecine étaient bien changés; je le soumis à ceux que je m'étais formés depuis quelques années; et mis en pratique, le mal fut diminué en quatre à cinq jours et détruit en un mois.

3ᵉ *observation.* M. Barbiez, capitaine de port à Dunkerque, âgé de 70 ans, et doué d'une forte constitution physique, accusait, au mois de janvier 1829, un besoin continuel d'uriner, accompagné très-souvent du besoin d'aller aux selles, et d'une douleur déchirante et continuelle ressentie à l'extrémité du canal de l'urètre. La quantité et la couleur des urines étaient d'ailleurs naturelles. M. Barbiez avait fréquemment ressenti cette maladie depuis 30 ans; mais depuis deux ans, elle n'avait point cessé d'exister, et dans les dernières années, elle s'était compliquée de douleurs néphrétiques des plus aiguës, qui ne se calmaient que par une excrétion considérable, soit de très-petits graviers rougeâtres, soit de calculs volumineux et garnis d'aspérités. Depuis long-temps, le sommeil était presque inconnu au malade. L'eau de lin, les sangsues et les antiphlogistiques aggravaient le mal; j'ai suivi le traitement indiqué par la nature; les douleurs ont été calmées presque instantanément; tout symptôme a disparu en peu de jours, et la santé a été complète en un mois.

Qu'est-ce que le spasme de vessie? Les broussaisiens n'y reconnaissent qu'une phlogose; mais des phlogoses violentes qui durent dix années entières sans altérer le tissu, et qui s'aggravent par les antiphlogistiques, ne peuvent mériter ce nom. Avant l'école moderne, la maladie était nerveuse; mais encore une fois, que l'on considère la structure des nerfs, leur situation, qu'on médite bien l'importance de leurs fonctions, et il sera impossible d'admettre cette opinion.

Je n'insisterai pas sur le désavantage des antiphlogistiques dans un cas pareil ; les faits que j'ai rapportés prouvent assez contre eux. Il n'en sera pas de même des potions calmantes, des révulsifs, des lavemens purgatifs. Que peut-on attendre, je le demande, de pareils remèdes ? Lorsque la sensibilité vésicale est exaltée, peut-on espérer la calmer en rendant un autre point de l'économie plus sensible ? C'est le raisonnement que l'on a fait : qu'il est peu physiologique ! D'ailleurs, est-ce que la vessie qui repousse l'urine, demande ces remèdes ? Non ; et alors pourquoi s'en servir ?

La gravelle est encore une phlogose dépendante de corps acides contenus dans nos humeurs, selon les oracles du jour. L'idée est heureuse ! Cependant si Magendie, l'infortuné détracteur de Bichat, avait un plan général, s'il tenait compte, non de quelques faits, mais de tous, vraisemblablement il n'eût pas recommandé la magnésie. Tant qu'il agira ainsi, il ne réduira pas au silence celui qui a dit de lui qu'il ne sait que tuer, et il prouvera, quoique académicien, qu'il n'a pas même écouté aux portes du temple d'Esculape. Mais pourquoi Magendie serait-il différent des autres ? Il n'a jamais pris un instant la nature pour guide, tandis qu'elle fait ma suprême loi, et de là vient aussi que ce n'est pas par ses travaux, mais par les miens, que les spasmes de la vessie et la gravelle tant redoutée passeront au rang des maladies incapables d'inspirer aucune crainte.

CHAPITRE X.

VÉROLE.

Cette maladie, dont l'origine qu'on lui donne est un rêve, et la gravité qu'on lui a accordée jusqu'à ce jour l'ouvrage d'une médecine barbare, offre plusieurs symptômes essentiellement différens, et qui sont la blennorrhagie, les chancres, les bubons, les choux-fleurs ou porreaux, les exostoses et les douleurs ostescopes, dont nous allons rapporter quelques observations.

ARTICLE PREMIER.

Blennorrhagie.

1re *observation*. M. ***, charcutier, âgé de vingt-quatre ans, fut atteint, dans l'automne de 1820, d'une blennorrhagie qui parut quelques jours après le coït. Elle fut peu intense et traitée par l'un des praticiens les plus renommés de la capitale. On mit rigoureusement en pratique la méthode suivie alors par le savant Cullerier. Ce traitement, qui dura quatre mois, n'eut aucun succès. Le malade quitta Paris, vint habiter près de Fère, et je fus chargé de le traiter. L'écoulement était encore abondant, la matière peu épaisse et l'émission de l'urine non douloureuse. A cette époque-là, je me servais des antiphlogistiques et des sangsues, avec lesquels je faisais concourir un

17.

moyen curatif qui découlait des principes que je m'étais créés et que j'ai étendus depuis. Je fis suivre ce traitement pendant deux mois avec une sévérité extrême, et le malade ne fut rendu à la santé qu'après cette époque.

2ᵉ *observation.* M. ***, âgé de vingt-huit ans, d'un tempérament bilieux, fut atteint, au mois de juillet 1820, d'une blennorrhagie dont voici la description. Le surlendemain du coït avec sa maîtresse, il éprouve un prurit presque douloureux à l'extrémité de la verge correspondante au frein; malgré cet état, il se baigne dans la rivière, et à peine sorti de l'eau, il frissonne. Rendu chez lui, M. *** éprouve une chaleur brûlante dans tout le canal de l'urètre; la douleur est intense lors de l'émission des urines; les envies d'uriner sont continuelles, l'érection constante, et le malade ressent la fièvre.

On vient de voir quel fut l'effet du bain de rivière. Appelé pour donner mes conseils, j'ordonne un bain de siége tiède, l'application des sangsues le long du trajet de l'urètre, des cataplasmes émolliens après leur chute, et pour tisane l'eau de lin édulcorée. Ce traitement paraît naturel, et cependant les douleurs redoublèrent aussitôt que le malade fut dans le bain : les piqûres des sangsues avaient tellement augmenté l'ardeur qui régnait à la verge, que celle-ci était dans une érection continuelle et, quelques momens après, d'un volume énorme. Cet état morbide continua avec la même violence pendant quarante-huit heures, après lesquelles je fus obligé de recourir à la saignée générale. L'écoulement augmenta en raison de la force de ces symptômes, et une matière épaisse et abondante inondait la verge et les linges dès le deuxième jour du traitement. Un symptôme qui me frappa surtout, ce fut la douleur vive ressentie sur le dos de la verge et à sa racine : en promenant les doigts sur ces régions, on sentait une grosseur arrondie, du volume d'une plume médiocre vers le pubis, et qui diminait et se divisait en plusieurs cônes arrondis dont le nombre augmentait, et le volume diminuait à mesure qu'on le suivait vers le prépuce.

Le huitième jour, les douleurs furent à peine plus tolérables ; elles perdirent insensiblement de leur acuité sans que l'écoulement diminuât : on continua toujours la diète et les mêmes tisanes, et trois mois après, l'écoulement seul existait avec un peu moins d'abondance ; il était accompagné de légères douleurs lorsque l'émission des urines avait lieu. Le malade continua de se priver beaucoup, d'user d'eau de lin, et ce ne fut que six mois environ après l'invasion du mal que celui-ci disparut entièrement.

3ᵉ observation. M. ***, âgé d'une trentaine d'années, se plaignit d'une blennorrhagie cinq jours après avoir cohabité avec une femme. Consulté, j'ordonnai l'eau de lin et les sangsues ; celles-ci ouvrirent un vaisseau capillaire qui causa une hémorragie des plus fortes.

Le traitement antiphlogistique fut seul mis en usage, et après environ deux mois de traitement, le malade, non guéri, me quitta.

4ᵉ observation. J'étais fatigué d'une pareille médecine ; l'expérience me força à la longue à la modifier ; et je crus, d'après quelques raisonnemens que je m'étais faits, devoir me servir de quelques ti-sanes adoucissantes comme par le passé, et recourir aux pilules de Belloste et au baume de copahu. Voici quelques malades que je traitai de la sorte :

M. ***, marchand à Paris, âgé de quarante ans, d'un tempérament bilieux, et sujet à de grandes fatigues, accusa une blennorrhagie au mois de septembre 1823. L'écoulement était abondant et les douleurs vives tout le long du canal de l'urètre. J'administrai d'abord des tisanes douces, je prescrivis des alimens en faible quantité, et quelques jours après les pilules de Belloste et le baume de copahu. La maladie diminua d'abord. Je persévérai dans l'emploi de ces remèdes; le mal résista pendant un mois et demi.

Je passe maintenant aux cas où j'ai mis complètement mes principes en pratique.

5e *observation*. M. ****, officier en activité, se trouve atteint, au mois de septembre 1828, d'une blennorrhagie. Les douleurs sont peu vives lors de l'émission des urines; l'érection est ressentie seulement quand il est dans le lit, et la matière purulente est d'une quantité moyenne.

Cet officier fut soumis à l'ensemble des remèdes que je mets aujourd'hui en pratique, et il revint à la santé en une dizaine de jours.

6e *observation*. M. ****, jeune homme, âgé de dix-neuf ans, se livra aux femmes publiques dans le courant du mois de juin 1828; et la troisième fois qu'elles le reçurent, il fut atteint d'une blennorrhagie. L'écoulement était abondant, les douleurs vives le long de l'urètre, les érections continuelles pendant la nuit, le prépuce phlogosé et atteint d'un phymosis, et un bubon commençait à naître dans chaque aine.

Tel était le mal : l'application de mes principes étant faite, les bubons disparurent en deux jours, le phymosis en trois et l'écoulement en douze.

7ᵉ observation. M. S..., clerc de notaire, âgé de vingt-cinq ans, d'une constitution très-forte, fût atteint d'une blennorrhagie au mois d'août 1828. Quand il vint me consulter, le mal existait depuis quinze jours : l'écoulement d'une matière jaune purulente et en grande quantité, des douleurs vives le long du canal de l'urètre, des envies d'uriner fréquentes, un chancre peu étendu sur le filet de la verge, un phymosis très-prononcé et un engorgement des glandes inguinales du volume d'un œuf de perdrix et douloureux, tel était l'état du malade.

Malgré que ce jeune homme fût forcé de faire quelques courses à pied, j'obtins un mieux sensible le troisième jour ; il éprouva un état stationnaire pendant près d'une semaine ; mais enfin l'amélioration recommença, et le quatorzième jour, le malade était guéri.

8ᵉ observation. Le jeune ****, âgé de dix-huit ans, accusait une blennorrhagie au mois de septembre 1828, qui durait depuis douze jours ; elle était ordinaire, et a été guérie en huit jours.

Comme il est inutile de multiplier les observations, puisque celles que je rapporte suffisent pour prouver l'opinion que je veux émettre sur la blennorrhagie, j'arrive à quelques réflexions.

On prétend que la cause de cette maladie est un virus ; mais, je l'ai dit et je le répète encore, ce mot ne signifie rien autre chose, sinon que nous

entrons dans la vague quand nous cessons d'analyser.
Comment peut-on dire, sans crainte d'outrager le
sens commun, que *celui ou celle qui n'a rien peut
donner quelque chose?* C'est impossible, et cependant
c'est le contraire que l'on soutient quand les faits démontrent cette opinion. Tous les jours, des hommes
sont atteints de blennorrhagie après avoir cohabité
avec les femmes les plus sages et les plus saines et
vice versâ, et cependant ces hommes, ou ces femmes sont, peu de jours après, atteints de cette maladie. D'autres fois ce sont des femmes ou des hommes
dont la vie est irrégulière que l'on accuse, et, soumis
à la visite la plus scrupuleuse, il est impossible d'admettre qu'ils aient pu communiquer le mal le plus
léger. Voici des faits : une dame, d'une santé et d'une
beauté rares, âgée de vingt-cinq ans, reste séparée
de son mari que des affaires commerciales retiennent
absent pendant quelque temps; elle se laisse captiver
par un jeune homme, et pour prix de sa première
infidélité, dont je ne puis douter, elle est atteinte le
quatrième jour d'une blennorrhagie intense. Elle
tombe dans une espèce de désespoir; le jeune homme
est accusé, il se défend; tous les deux se rendent chez
moi, et le jeune homme bien examiné, il était certain qu'il n'était pas atteint du plus léger mal.

Une femme, d'une taille très-moyenne, fortement
rablée, âgée de trente ans, ayant les cheveux et les
sourcils épais et d'un noir d'ébène, se livra, dans la
même semaine, à deux jeunes maris qui éprouvèrent
une blennorrhagie peu de jours après. Les femmes des
malades sont furieuses, et, comme les accidens étaient
arrivés dans un village, il exista bientôt dans tout
l'endroit une rumeur générale et un cri de vengeance.

Le scandale grossit, et enfin les bruits qui courent sur cette femme parviennent aux oreilles du mari, qui se trouve atteint de la même maladie, événement qui lui confirme qu'il n'est pas induit en erreur. Cette femme accusée se défend ; elle nie qu'elle soit malade, et, dans cette circonstance malheureuse, les deux époux prennent le parti de s'en rapporter à ma décision. Tous les deux, arrivés dans mon cabinet, sont visités. Le mari est atteint d'une blennorrhagie ; mais la femme est si saine, qu'il est impossible de l'être plus qu'elle ; le moindre écoulement en blanc, si commun chez les femmes, lui était inconnu. Telle était l'accusée ; mais je dois observer qu'elle était velue comme un satyre, que son clitoris dépassait le volume ordinaire, tandis que les organes génitaux de son mari étaient du volume de ceux d'un enfant de dix ans. D'après ces faits, et celui que rapportait dans sa clinique M. Cullerier, ce célèbre et estimable praticien, fait relatif à une femme qui avait communiqué au même individu d'abord la blennorrhagie, et plus tard deux véroles successives sans qu'elle eût le plus léger symptôme de siphilis, je puis donc conclure que la blennorrhagie qui se développe immédiatement après le coït n'est pas toujours due à un virus. Sans doute, le contraire peut exister ; mais qu'on réfléchisse que cette maladie est commune chez les jeunes gens, comme les vomissemens et les dévoiemens chez les enfans, parce que l'époque du développement, de l'activité d'un organe, est l'époque de ses congestions sanguines ; et je pense que, dans ce cas, on sera loin d'admettre aussi souvent qu'on le fait des virus. Si, en outre, l'on ne perd pas de vue que les organes génitaux, chez l'homme comme chez la femme, sont sujets, immédiatement après le coït, à recevoir des lotions froides ou des courans d'air, et que les blennorrhagies paraissent surtout dans les saisons propres aux catarrhes, il est difficile de ne pas voir dans la blennorrhagie vénérienne un catarrhe ordinaire. On aurait tort cependant d'être exclusif, et il est certain, d'après l'analogie, que bien souvent la muqueuse génitale soumise au contact d'une matière purulente absorbe cette matière qui est transmise dans le torrent circulaire; et comme, d'après les lois de l'organisation, les causes morbifiques qui pénètrent par un tissu doivent être rejetées par celui avec lequel ce tissu se trouve le plus lié, ou par lui-même, il est tout simple que chez l'homme la muqueuse de l'urètre, et chez la femme l'utérus, fournissent un écoulement purulent.

Partant des faits, on sent que les tisanes antiphlogistiques en grande quantité, les sangsues, etc., sont insignifiantes dans le plus grand nombre de cas. C'étaient les remèdes dont je me servais dans les premières années de ma pratique, et c'étaient eux qui rendaient les blennorrhagies éternelles. Les tisanes, telles qu'on les emploie à l'hospice des vénériens de Paris, et la faible quantité de mercure que l'on administre, etc., sont, sans contredit, des remèdes avantageux. Cependant la tisane n'est pas réellement celle qui convient dans le plus grand nombre de cas, en jugeant la blennorrhagie d'après l'analogie qu'elle a avec les autres catarrhes. Ensuite sa quantité n'est pas en raison de la nature du mal. Quant au mercure, il est vrai de dire qu'il agit dans le sens de la nature; mais son action est si éloignée de ce qu'elle devrait être, et elle est si dangereuse, qu'on ferait sagement de le proscrire. Quant aux remèdes dérivatifs, tel que le baume de copahu, ils ont parfois des avantages; mais ils sont si rares, qu'on doit y renoncer encore. En vain les remèdes prodigués jusqu'à ce jour contre les blennorrhagies ont été prônés, le dictionnaire des faits est contre eux, et c'est faute de savoir comprendre la nature que tous les jours on est consulté par des victimes de ces traitemens, qui, faute d'avoir été guéries promptement, se trouvent atteintes de rétrécissement ou d'ulcérations graves du canal de l'urètre. Si, au contraire, on tient compte des fonctions des organes génitaux, si l'on place leurs catarrhes, quels qu'ils soient, sur les rangs des catarrhes, et qu'on leur applique ensuite la marche que la nature elle-même indique contre ces maladies, il ne peut exister d'écoulement de plusieurs mois, souvent de plusieurs années, et il n'est pas vrai qu'un grand nombre d'entre eux finissent par conduire les malades dans la tombe. J'ai cité les malades où j'ai appliqué mes principes, mais sans pouvoir mettre en pratique les rapports que les organes doivent avoir entre eux dans ce cas; car alors il n'est pas douteux que le mal aurait été plus court, et ces faits prouvent ce que j'avance.

De plus, dans les phymosis, soit aigus, soit chroniques, et qui résistent au traitement ordinaire ou le rendent nul, l'on n'est pas, en suivant mes principes, forcé d'enlever le prépuce, ainsi que j'en ai la preuve à Lille, chez M. L**g**, auquel deux médecins de la ville avaient proposé cette opération.

ARTICLE DEUXIÈME.

Chancres.

Ces maladies, qui ne sont que des ulcères vénériens ou siphilitiques, sont l'une des plus fréquentes,
Je vais en rapporter plusieurs exemples :

1re *observation*. M. ****, jeune homme âgé de
vingt-cinq ans, me consulta pour un chancre situé
vers le tiers de la surface inférieure de la verge. Il
était oblong, placé sur la peau, et couvrait à peu
près l'espace d'une pièce de monnaie de cinq centimes. Il était douloureux, ses bords coupés à pic et
sa surface d'un blanc très-opaque. Il répandait une
odeur infecte.

Malade depuis trois semaines, ce monsieur avait
vu toujours son mal s'accroître. Il me consulte, et le
mal fait encore des progrès sous l'influence des topiques émolliens, des tisanes rafraîchissantes et de la
privation. Après avoir augmenté le mal pendant six
semaines encore, je change enfin, j'ai recours à l'on-
guent mercuriel, et le malade guérit à la longue.

2° *observation.* M. ***, jeune homme très-robuste, âgé de trente ans, fut atteint d'un vaste chancre situé sur la couronne du gland et le prépuce, à
l'endroit qui correspond à la ligne médiane de la
verge, vue du côté opposé au filet. Toute sa surface
était d'un rouge écarlate, et la partie du prépuce,
qu'il recouvrait comme celle de ses bords dans une
étendue de six lignes, était dure comme cartilagineuse,
et la verge d'un volume énorme. Les douleurs étaient
vives. Le malade s'était livré depuis six semaines à

des broussaisiens qui prétendaient le guérir avec la décoction de racines de guimauve, et leur espoir, comme on voit, fut trompé. Consulté à mon tour, je mis en pratique le traitement que je me suis créé, et malgré la gravité du mal, j'ai obtenu la cicatrisation en trois semaines; et six semaines après, l'état squirreux avait presque entièrement disparu.

3° observation. M. ***, âgé de quarante ans, est affecté d'un chancre large comme une lentille et situé sur le côté droit de la verge, sur la couronne du gland. On le traite par les antiphlogistiques et les topiques émolliens, et en un mois, sa largeur est celle d'un gros sou. Sa surface est d'un blanc terne, profonde et ses bords à pic. Je change le traitement et je ramène la santé en une vingtaine de jours.

4° observation. M. ***, âgé de cinquante-cinq ans, portait, au mois de juin 1828, un squirre du prépuce sur lequel on remarquait un vaste chancre. Le mal avait une existence de quinze ans. Je dois observer que ce malade ayant un phymosis naturel, la tumeur s'était formée aux dépens de l'extrémité libre du prépuce, et que l'ulcère siphilitique était situé sur la peau. Pendant cette longue durée du mal, M. *** se confia à plusieurs médecins : tous se bornèrent aux remèdes connus; ils échouèrent, et en lui faisant supporter l'application de mes principes, il a été guéri en deux mois et demi.

5° observation. M. ***, âgé de trente-cinq ans, me consulta au mois de juin 1828, pour un ulcère siphilitique. Le mal était situé en dedans du prépuce; sa surface était très-étroite, semblable à un croissant de la longueur d'un pouce, et gangrené dans toute sa surface. Le malade n'accusait qu'une chaleur corrosive. Comme chez tous les malades précédens, le mal avait paru quelques jours après le coït; mais ce monsieur accusait une jeune fille de quinze ans, dont la fraîcheur était admirable, et il ne pouvait se persuader qu'elle fût infectée.

Les sept premiers jours du traitement, la portion gangrenée se détacha, l'inflammation parut avec lenteur, et, malgré l'intensité du mal, trois semaines ont suffi pour le guérir entièrement.

6ᵉ *observation.* M. ***, âgé de vingt ans, se plaignit d'une maladie vénérienne dans le courant de janvier 1828. C'étaient des chancres situés sur le gland qui en étaient les symptômes. On les fit disparaître promptement par des applications locales seules; et trois mois après, il accusa une inflammation dans l'arrière-bouche. Le mal fut traité pendant plusieurs autres mois sans succès; et consulté au mois de février 1828, voici quel était l'état du malade : les amygdales étaient très-rouges, tuméfiées et ulcérées sur leur milieu dans plusieurs points. Le voile du palais était rouge et gonflé; sur son milieu, on distinguait un chancre ayant presque la largeur d'un centime. La langue sur ses bords, et la surface interne de la lèvre inférieure, présentaient des symptômes pareils, dont les caractères étaient des bords rouges coupés à pic, et une surface d'un blanc peu brillant. Le malade éprouvait des douleurs dans le nez; le passage de l'air dans les narines n'était pas libre, et les cavités examinées, on observait une grande rougeur de la pituitaire parsemée de chancres. Du côté droit, et d'un seul du côté gauche, la

peau du malade était terreuse, la figure parsemée de
boutons livides, et derrière les oreilles, sous les mâchoires, il existait plusieurs espaces douloureux,
où en promenant la main on ressentait des espèces
de cordonnets de la grosseur d'une plume de cor-
neille.

Le malade avait été soumis aux antiphlogistiques
et au mercure sans aucun succès; il suivit le traitement dont je me sers maintenant dans des cas pareils,
et il fut guéri en un mois.

Je pourrais multiplier les faits pour prouver que le
traitement actuel des ulcères siphilitiques ou chancres
est souvent dangereux, rappeler surtout l'histoire d'un
jeune homme dont les chancres, situés sur la verge,
après avoir disparu par dix saignées et des topiques
répercussifs, ont reparu dans les fosses nazales; celle
d'un négociant affecté de blennorrhagie, de chancres,
d'un phymosis, dont l'état morbide des parties génitales disparut pour faire place à des chancres dans
l'arrière-bouche et les fosses nazales, par suite des
mêmes remèdes; mais je suis déjà long sur ce sujet,
et je passe à quelques réflexions.

Un chancre se forme comme un ulcère quelconque; mais avec cette différence que le mal débute
par les extrémités de quelques absorbans, et qu'il
s'étend ensuite aux parties environnantes. Mais cette
lésion organique est-elle due à un virus particulier?
Je ne le pense pas, et de même que nos lèvres, la
bouche, la peau s'ulcèrent, mises en contact avec
des matières trop étrangères à leur vitalité, on doit
penser que la muqueuse de la verge doit éprouver le
même sort; et que, si on l'exposait à du pus ordinaire, comme à celui que donne un catarrhe de

l'utérus, il est vraisemblable que le résultat serait le même. Veut-on la preuve de cette vérité? Qu'on examine comment les chancres naissent à la suite d'un écoulement blennorrhagique, ou qu'on observe encore la formation des bubons à la suite des chancres nés de la sorte, et il sera impossible de ne pas admettre cette opinion. Il n'existe presque pas d'idée générale vraie en médecine: ainsi, souvent il se forme des chancres à l'extrémité de l'intérieur du canal de l'urètre, et vous croirez peut-être que ce sera pour les médecins un ulcère siphilitique, et qu'on le traitera de même que tous les ulcères. Détrompez-vous; une maladie connue ne donne pas encore au médecin la connaissance de celle qui lui est identique. Aussi ce n'est pas avec les idées reçues que j'ai guéri à Lille deux anciens ulcères situés dans l'urètre.

Le virus vénérien, tel qu'on le fait, est un être imaginaire, et les traitemens qu'on dirige actuellement contre lui sont sans aucun fondement. Que dit la nature pour un chancre? ou qu'elle a des rapports extérieurs qui désorganisent, ou bien qu'elle cherche à repousser au-dehors une matière morbifique intérieure. Pour guérir, il faut donc faire comme elle, et son exemple est si frappant, quand on connaît même superficiellement le lien des organes entre eux, qu'il n'est rien de plus aisé que d'être heureux dans le traitement de ces affections morbides. Or, est-ce cet exemple que l'on suit en se servant des sangsues, des topiques émolliens? Les faits dont nous avons transmis l'histoire disent que non, et par conséquent ils accusent les auteurs d'une théorie dont la pratique est si nuisible. M. Desruelle, médecin au Val-de-Grâce, fait tous ses efforts pour étendre la doctrine broussaisienne sur ce sujet : nous pouvons lui prédire *à coup sûr* qu'il ne sera pas plus heureux que dans ses travaux sur les cancers : il voit, comme son original, la nature à l'envers, et, pour rectifier ses idées, je lui conseille d'apprendre l'anatomie générale, de se familiariser avec les rapports précis des organes, et d'oublier les niaiseries des *Annales physiologiques*. Les copistes serviles de Broussais ressemblent aux imbéciles qui tuent parce qu'ils ont vu tuer.

ARTICLE TROISIÈME.

Exostoses et douleurs ostéocopes.

J'aurais dû m'occuper, avant d'arriver à ce sujet, des végétations siphilitiques, démontrer que l'on ignore leur mode de formation, que leur traitement est faux et dangereux, et j'aurais dû rapporter l'observation d'un jeune homme dont le gland et le prépuce parsemés de choufleurs, et soumis à la cautérisation par un médecin de Lille qui visite plus les morts que les vivans, avaient fini par devenir très-squirreux; ce sujet terminé, j'aurais dû m'occuper des bubons, et rapporter plusieurs faits qui prouvent qu'on peut les prévenir; que ce cas de maladie repousse aussi les antiphlogistiques, et qu'on peut les guérir plus rapidement qu'on ne le fait de nos jours : mais mon recueil doit être court, et je passe aux exostoses et aux douleurs ostéocopes.

On a fait presque deux maladies différentes de ces

18

deux symptômes : le fait est qu'ils appartiennent tous les deux au système osseux, et voilà pourquoi je ne fais pas cette distinction.

1re *observation.* En 1819, au mois de mars, madame L. V...., demeurant à Fère-en-Tardenois, était malade depuis plusieurs mois, et son mal était regardé comme vénérien ; et voici pourquoi. Son mari était un ancien officier ; donc, d'après de graves docteurs, la maladie de madame L. V.... était siphilitique. Le mari était affecté d'un hydrocèle que l'on prenait pour engorgement vénérien, et par conséquent madame était réellement infectée. La malade était devenue mère d'un enfant, qui succomba quelque temps après sa naissance, ayant diverses pustules sur la peau ; et raison nouvelle pour croire à la siphilis. Tels étaient les *raisonnemens profonds de quelques docteurs renommés* du département de l'Aisne. Le mari et la femme furent, comme on doit bien le penser, soumis au traitement mercuriel ; mais consulté à l'époque que je viens de désigner, et ayant délivré le mari de son hydropisie, je fus chargé de donner mes soins à son épouse dont voici l'état. L'appétit était peu prononcé, la digestion facile et régulière, les parties génitales très-saines et avaient été toujours de même ; le voile du palais était couvert d'un ulcère très-rouge, la luette détruite, les amygdales très-engorgées, rouges, et leurs surfaces diversement ulcérées. Le timbre de la voix était nazal ; le front, beaucoup plus proéminent du côté gauche que du côté droit, était très-douloureux dans l'endroit de la tumeur ; l'œil gauche paralysé, les cubitus couverts d'exostoses dans leur partie supérieure, mais

plus prononcées du côté gauche, et les tibia, à leur
partie antérieure, offraient aussi des exostoses très-
saillantes et très-douloureuses, accompagnées, du
côté gauche, d'un engorgement volumineux très-
prononcé de la partie inférieure de la jambe, avec
une phlegmasie du tissu cellulaire et du derme; toutes les articulations exprimaient la douleur aussitôt
que la malade se livrait à quelque mouvement; pendant la nuit surtout, les douleurs étaient cruelles ; le
pouls toujours petit et fréquent, le teint terreux, la
maigreur extrême, et le moral presque anéanti.

J'ai dit quel fut le traitement avant le mois de
mars 1819. Réfléchissant que le mari n'était nullement affecté de la siphilis; que la conduite de la
malade ne permettait pas même le soupçon sur sa
fidélité ; que le premier enfant dont elle était mère
jouissait d'une bonne santé, et que le mal dont elle
était atteinte avait paru après la suppression subite de
la sécrétion laiteuse, et que je ne pouvais rencontrer
la siphilis dans cette maladie ; mais ayant en tête les
inflammations et les gastrites, je soumis par conséquent la malade à la diète, aux tisanes adoucissantes
et aux sangsues. Ce traitement fut favorable; dans
quatre mois, j'obtins une amélioration très-sensible, et
dans sept mois environ, les exostoses, les douleurs,
les ulcères, furent presque entièrement guéris; cependant j'insistai long-temps sur l'usage des antiphlogistiques, et la malade se plaignait encore deux ans après
d'une ulcération au voile du palais. Depuis, elle quitta
le pays où je demeurais, et je la perdis de vue ; mais
j'ai vu souvent son mari, et il m'a assuré qu'elle était
guérie, grâces aux travaux du jardinage auxquels elle

s'était livrée, et à l'air plus vif qu'elle avait respiré.

J'ai oublié de narrer ce qui suit : le troisième mois du traitement, le mari me pria de consulter un docteur de Paris ; et, comme on doit bien le penser, je m'adressai au docteur qui m'avait inculqué l'idée de voir partout des phlegmasies. Sa réponse fut flatteuse ; l'observation que je lui envoyais me faisait honneur ; il ne voyait dans le mal qu'une *gastrite*, et comme je lui avais demandé s'il ne serait pas à propos de stimuler la peau par des bains chauds et aromatiques, il rejeta bien loin cette idée, et la malade resta soumise au même traitement.

2ᵉ *observation*. M. ***, homme de lettres très-renommé à Paris, âgé de quarante ans, d'un tempérament bilieux-sanguin, ancien officier, se plaignait, au mois de janvier 1825, d'exostoses et de douleurs ostéocopes survenues à la suite d'une siphilis que l'on traitait depuis trois ans. Voici son état à cette époque : le front, presque tous les doigts, surtout la première phalange de l'index, le cubitus, le tibia à leurs surfaces extérieures et près de l'articulation du genou, et les os des gros orteils, etc., étaient fortement exostosés, les douleurs très-vives dans toutes ces tumeurs, presque insupportables pendant la nuit, et le pouls dur, plein et fréquent.

Le malade n'avait pu quitter le lit depuis près d'un an, et on lui avait administré à plusieurs reprises les mercuriaux et les sudorifiques. Depuis la disparition des symptômes primitifs, le mal, comme on voit, ne fit que s'accroître. D'après l'opinion émise sur la nature du mal par quelques praticiens, il aurait fallu insister sur l'usage de ces médicamens, et je suivis une route inverse. Une erreur, cependant, où je tombai fut de trop insister sur les saignées générales et locales, et de ne pas assez user des autres remèdes qu'indiquent toujours les premiers symptômes, et suivant cette marche, les douleurs et les exostoses diminuèrent tous les jours; les nuits furent enfin tranquilles, et le sixième mois, le malade fut entièrement délivré de tout symptôme morbide.

3e observation. M. ***, négociant, domicilié à Lille, âgé d'une trentaine d'années, accusait, au mois de mai 1828, les symptômes de ce qu'on nomme une vérole constitutionnelle et une gastrite dont la durée était de quatre ans. Dans cet intervalle, il avait supporté plusieurs traitemens mercuriels et antiphlogistiques; et si parfois le mal diminuait, il recommençait ensuite avec plus de force. A l'époque que je viens de désigner, sa gravité se manifestait par les symptômes suivans : les digestions étaient pénibles et douloureuses; sur le milieu de la surface droite du nez, on remarquait une phlegmasie arrondie et presque livide du derme; elle était sensible à la pression; la pituitaire, située sur la cloison du nez et du côté droit de cette cavité, laissait voir un ulcère dont la surface était blanchâtre, et les bords rouges et coupés à pic ; le passage de l'air dans cette cavité était douloureux, les dents incisives de la mâchoire supérieure n'existaient plus; et un chancre large comme un centime, et dont la surface et les bords étaient pâles, altérait la muqueuse de la voûte palatine. On remarquait au front, au-dessus du sourcil droit, une exostose large et saillante; les surfaces antérieures

du tibia gauche faisaient aussi une saillie dans son
tiers supérieur, et toutes les articulations étaient si
douloureuses, que le malade ne pouvait exercer aucun
mouvement des membres, surtout de ceux qui sont
supérieurs, sans ressentir de vives douleurs. Vers
minuit, les derniers symptômes s'aggravaient toujours
et mettaient fin au sommeil. La peau était terreuse,
le marasme prononcé, et le pouls fréquent et petit.

J'ai dit quel avait été le traitement; je suivis une
ici une marche différente dans l'emploi des moyens
curatifs; je fis appliquer très-peu de sangsues, j'abandonnai entièrement les saignées et les topiques émolliens; je fis de même pour les bains ordinaires; la
diète fut loin d'être trop sévère, et, en un mot, je
fis tous mes efforts pour bien remplir l'indication que
présentait le mal, et malgré l'altération profonde
de l'organisme, le mal a diminué, insensiblement et
la guérison a été obtenue en quelques mois.

Voilà des véroles constitutionnelles et des gastrites
d'après les auteurs : mais la première observation est
une preuve matérielle que les symptômes qui caractérisent cette maladie peuvent être indépendans de
toute cause siphilitique. On pourrait au besoin citer
plusieurs autres faits de la même espèce; et que conclure d'après eux ? que le prétendu virus siphilitique
n'existe pas, ou bien qu'il produit la même maladie
que celle qui résulterait de l'altération des humeurs
par des causes différentes. Il n'est pas rare, en effet,
d'observer des femmes en proie à des exostoses et à
des douleurs ostéocopes après une suppression subite
du lait, et qui ne sont nullement atteintes de la siphilis. Quant à M. le docte Broussais, qui ne voit dans

ces grands désordres qu'une gastrite lors même que le mal est tel, que l'estomac est de tous les appareils le plus sain, on ne peut sérieusement combattre une telle erreur, et l'on passe à un autre sujet. Quant au médecin de Lille, qui ne voyait qu'une gastrite chez le troisième sujet, et qui confondit si long-temps les douleurs que fait naître la faim avec les douleurs inflammatoires de l'épigastre, je lui dirai qu'il est un bienheureux copiste des bévues broussaisiennes, et qu'il fera toujours bien, selon son habitude, de se faire étayer par les journaux, s'il veut être quelque chose sur le théâtre médical; mais mieux encore de n'être qu'un empailleur d'oiseaux: métier qu'il exerce fort bien.

Il peut donc exister des maladies qui sont identiques avec la vérole, et qui cependant ne sont pas cette dernière, si tant il est vrai que celle-ci ait un caractère *sui generis*. Un autre fait non moins important, c'est que le mercure que l'on administre contre cette maladie naissante, amène souvent les désordres dont nous avons donné le tableau dans les observations précédentes. Où est la preuve de ce que vous avancez, me dira-t-on? Dans ces mêmes fautes d'abord, puisque plus l'on continuait l'usage des mercuriaux, et plus le mal s'aggravait, tandis qu'un traitement inverse a donné des résultats satisfaisans. Qu'on lise ensuite l'histoire de cette maladie, et l'on verra que l'époque où elle a été le plus terrible est celle où l'on prodiguait le mercure. D'ailleurs, il existe une autre preuve bien simple, c'est que des individus auxquels on a administré le mercure contre la gale ont fini par éprouver tous les symptômes de la si-

philis; ce dont je puis conclure encore que cette maladie ne dépend pas d'un virus particulier.

Si l'on passe au traitement, on doit sentir qu'en
bien précisant le siége du mal et en s'en rapportant
aux faits, le mercure est dangereux; et quand il produit l'effet contraire qu'on lui attribue, c'est moins
lui que les autres remèdes qui l'accompagnent qui
réussissent, parce qu'ils sont des modificateurs di-
rects. On ne peut tenir le même langage sur les sudorifiques; cependant, comme ils n'agissent sur l'exhalation cutanée qu'après avoir été introduits dans le
torrent circulatoire, et que leur action est étrangère,
ils sont loin d'avoir l'avantage qu'on leur a attribué
jusqu'à ce jour. Malgré tout, si ce traitement doit
être repoussé, on doit lui rendre cette justice, que
tel que l'avait combiné, dans ces derniers temps,
M. Cullerier, il était bien moins dangereux qu'avant
cette réforme. Avant lui, on ne jurait que par de
grandes quantités de sublimé dans ces maladies, ce
qui est tout simple, parce que lorsque les médicastres
attribuent de grands succès à un remède, ils le pro-
diguent et le rendent funeste, à l'exemple d'un F....,
dans la maladie dont il s'agit, et naguère d'un Récamier pour le quinquina dans les fièvres. Il existe à
Lille un chirurgien qui conseillait encore le mercure au sujet de la troisième observation. Que penser
d'un tel chirurgien, qui agit ainsi après les connaissances que l'on a de tant de victimes du mercure?
c'est que, loin d'être un aigle, il n'est pas même à la
hauteur des connaissances actuelles pour ce cas de
maladie.

En rendant justice à qui elle est due, le traitement

antiphlogistique est préférable au traitement précédent dans toutes les vieilles maladies ; mais il n'en est pas moins très-imparfait. Les première et seconde observations que j'ai rapportées viennent à l'appui de ce que j'avance ; et la troisième, où l'on a banni les antiphlogistiques et toute espèce de mercure, est encore une preuve de plus. L'organisme ne souffre pas seulement, parce que le sang est trop abondant ; et, alors, pourquoi toujours des sangsues, une diète sévère, et, en un mot, un traitement qui cause souvent une maladie plus terrible que celle que l'on a à combattre ? Si le docteur de Lille, qui prenait la faim pour une gastrite et lui opposait des sangsues chez le sujet de la 3ᵉ observation, avait connu ces principes, il n'aurait pas été au rang des médicastres actuels. Tant qu'on ne ralliera pas les maladies à la vie souffrante, et qu'on ne sera pas convaincu qu'elles existent, soit parce que l'organisme est altéré ou que les rapports ne sont pas naturels, le malade fera bien de se confier à la nature et non au médecin.

CHAPITRE XI.

HYDROCÈLE.

L'hydrocèle est une maladie dont la nature est peu connue, et le traitement peu physiologique. Je vais rapporter des faits pour le prouver.

1re *observation*. L'enfant de M....., âgé de sept ans, était atteint d'une hydrocèle qui existait depuis un an. La cause du mal était inconnue. Les bourses étaient tendues, leur forme celle d'une poire moyenne, leur volume considérable, et, placées entre l'œil et une chandelle, elles offraient une transparence sensible.

Je me proposais de faire le traitement ordinaire; mais la ponction terminée et le liquide séreux écoulé, l'enfant ayant fait tomber la canule, l'injection ne fut pas pratiquée, et le malade retrouva néanmoins la guérison dans cette simple ponction et les autres remèdes que je prescrivis.

2e *observation*. M....., officier en retraite, demeurant à Fère-en-Tardenois, âgé de quarante ans, reçut une contusion légère sur les testicules, et, quelques temps après, le scrotum fut tuméfié. Malgré les remèdes que l'on emploie journellement, le mal s'accrut, et le quinzième mois, une hydrocèle volumineuse était formée. Le malade éprouva de vives douleurs dans le commencement de la maladie.

Le cas précédent m'avait instruit. Je ne fis que la ponction et recommander en outre l'usage de plusieurs autres remèdes que je jugeais indispensables, et ma méthode fut couronnée d'un succès complet.

Qu'est-ce qu'une hydrocèle ? Certainement, il est rare qu'elle soit le résultat d'une phlogose, si l'on tient compte de la nature du tissu où le fluide est accumulé ; et à plus forte raison admettra-t-on cette opinion, si l'on observe que la formation de cette maladie est rarement douloureuse. Si ensuite l'on remonte aux fonctions de la séreuse malade, on se convainc que l'hydrocèle est une maladie dont le caractère est peu connu, et que son traitement est par conséquent vicieux. Pourquoi aller par l'injection ou tout autre corps enflammer la séreuse ? Si le testicule est encore sain, on s'expose certainement à le rendre malade, et s'il est altéré, on aggrave sa maladie. L'inflammation peut s'étendre encore au loin, et d'ailleurs le remède est loin d'être certain. On dira qu'on n'en connaît pas d'autre. Qu'on étudie la formation du mal, et comme ce dernier ne s'explique pas plus confusément qu'un panaris, il est tout aussi facile de le détruire sans exposer le malade à aucun des remèdes graves que cause l'injection, et surtout aux douleurs qui en sont la suite.

CHAPITRE XII.

RHUMATISMES.

1re *observation.* Aux Croutes-sur-Muret, commune près Fère-en-Tardenois, une femme dite Lamaçonne, âgée d'une trentaine d'années, souffrait, en 1822, d'un rhumatisme qui durait depuis cinq ans. Le mal avait son siége à la jambe gauche. L'on avait employé contre lui topiques émolliens, sangsues, onguens, opiacés, vésicatoires, fumigations, et, en un mot, tout ce que la médecine prescrit depuis long-temps dans des maladies pareilles. Les remèdes furent inutiles, le mal empira. Consulté par cette malade, voici dans quel état elle me parut.

La jambe était atrophiée, son volume moindre d'un tiers que celui de la jambe droite; elle avait une couleur terreuse. La pression, exercée par l'extrémité des doigts, donnait lieu à un enfoncement qui disparaissait lentement; un sentiment de froid et de pesanteur était réfléchi par cet organe; tout mouvement était impossible; la sensibilité animale ne se manifestait qu'à un bien faible degré; le membre était engourdi selon l'expression de la malade.

Une suppression de transpiration en avait été la cause première, et, avant que l'état que je viens de décrire fût formé, la malade éprouva long-temps des douleurs vives qui s'étendaient à la cuisse et au pied.

Ce fut ici la première fois où j'abandonnai entièrement les sangsues pour ces cas. Remontant à la cause première du mal et à celle de l'atrophie, j'administrai un traitement qui n'avait rien de commun avec celui déjà pratiqué, et qui rendit en peu de mois la santé à la malade.

2ᵉ *observation*. A N....., aux environs de Lille, j'ai donné mes soins à un jeune cultivateur, qui était dans son lit depuis neuf mois, et dont voici la position vers le commencement de septembre 1828. Toutes les articulations des doigts, des deux poignets, surtout des coudes, des deux genoux et de l'articulation de la jambe droite avec le pied, étaient très-tuméfiées; les jambes, les mains et les avant-bras dans une adématie complète, et partout dans ces régions, surtout près des coudes, la pression exercée laissait des enfonce-mens profonds et très-lents à disparaître. Tout mouvement articulaire était impossible à cause des douleurs violentes qu'éprouvait le malade, et la moindre secousse imprimée à son lit rendait aiguës les douleurs qui ne l'abandonnaient jamais et qui étaient plus ai-guës encore pendant la nuit. La chaleur animale était vive, la sueur nulle, la peau terne, le marasme très-prononcé et le pouls fréquent et dur.

Les médecins que le malade avait consultés s'étaient servi des antiphlogistiques, des épithèmes émolliens, des fumigations, etc., durant cet espace de temps et toujours sans succès. La cause était, comme dans le cas précédent, un refroidissement; partout on remarquait une altération profonde de l'organisme, et remontant à l'influence de cette cause et à l'état organique, j'ai pris le parti d'agir ici comme dans le cas précédent, après avoir tenté quelques autres remèdes, et voici quel a été notre résultat. Dans quinze jours, la fièvre n'a plus existé, et les douleurs, le gonflement des doigts, des poignets et des coudes ont cessé aussi en quarante-cinq jours, ainsi que celui de l'articulation du pied gauche avec la jambe. Quant à l'adématie, plus prononcée à la jambe droite que partout ailleurs, elle n'existait que dans cette région dernière, et encore à un faible degré après deux mois de traitement. Avec cette amélioration, l'appétit a reparu, et le malade peut exercer de faibles mouvemens sans sentir aucune douleur. Cet état, comparé à l'ancien, est, comme on voit, très-avantageux; mais, malgré cet avantage, il est présumable que ce malade ne recouvrera jamais ses premiers mouvemens à cause de l'altération organique profonde des muscles.

3ᵉ *observation.* M***, jeune homme d'un tempérament sanguin, employé dans une administration, se plaignait, au mois de septembre 1827, d'un rhumatisme qui durait depuis six ans. Situé à la tête, le mal était caractérisé par des douleurs aux joues, aux tempes et au front. Tout mouvement des mâchoires les rendait plus vives sur les joues et aux tempes, et le malade était forcé de ne prendre que des alimens d'une mastication facile. Toute pression exercée sur le front et la partie supérieure du crâne qui correspond au coronal était très-douloureuse; les traits de la figure étaient gripés, et le moindre courant d'air rendait les douleurs atroces.

Il avait suivi divers traitemens sans aucun succès. Celui auquel je le soumis calma les douleurs vives le même jour et lui rendit la santé en peu de semaines.

Voilà trois faits très-importans. Pour mieux faire ressortir le traitement que j'emploie, je devrais rap-

porter, plusieurs cas de la même espèce que les précédens, mais bien moins graves, et qui ont résisté
bien plus long-temps, étant traités par les antiphlogistiques et les sangsues ; et, pour appuyer ce que
j'avance, je pourrais citer un propriétaire d'Oulchi-
la-Ville, près Fère-en-Tardenois, appelé Delaitre,
et trois autres faits ; mais je renonce à ces détails,
attendu que les observations qui précèdent la discussion où je vais entrer prouveront suffisamment
cette vérité, que les rhumatismes sont, comme les
autres maladies, mal appréciés dans l'état actuel de
la science.

Qu'est-ce qu'un rhumatisme ? Les uns pourront
vous dire, comme dans la première observation que
j'ai rapportée, que c'est une névralgie, et ouvrez
les cadavres de ceux qui succombent à la suite
de ces maladies , et les nerfs n'offrent nullement
la preuve de ce qu'on avance. Étudiez la maladie
pendant la vie, et il est impossible de ne pas voir
plusieurs tissus malades à la fois, et alors que signifient les opinions de ceux qui font siéger le mal,
soit dans les nerfs, soit dans les muscles ? Quelques
auteurs veulent que, dans les cas comme le dernier,
le mal soit une phlogose des synoviales. Qu'il y a loin
de cette opinion à la vérité ! Le fait est que dans tous
ces cas, les extrémités des os longs sont toujours tuméfiées, et que le caractère de la douleur est réellement celui qui appartient à une altération du système
osseux. D'un autre côté, si l'on tient compte de la
structure des synoviales, du rôle qu'elles sont destinées
à jouer, du cartilage avec lequel elles sont unies, on
sentira que les muscles et les os étant plus liés avec les

organes, qui, dans ce cas, suspendent primitivement leurs fonctions, il est impossible d'admettre que les synoviales soient primitivement malades. Localiser les maladies comme on le fait tous les jours, est se montrer étranger au plan général de la nature et à toute analyse.

Quant aux divers traitemens que l'on indique, ils sont tous ou dangereux ou incomplets. Vous ordonnez des sangsues, des épithèmes émolliens, etc.; mais c'est une erreur même dès le début dans une foule de cas, puisque le malade ne souffre pas parce qu'il existe des phlegmasies; d'ailleurs ce cas serait, qu'avec des sangsues on n'enleverait pas la cause du mal, puisque l'on ne peut douter qu'il n'y ait une cause qui appelle le sang dans les capillaires de la nutrition. Ensuite, quel bien peut-on espérer de l'usage des épithèmes émolliens? ce que je ne cesse de répéter, une cause de plus pour entretenir le mal, puisqu'ils agisssent dans le sens des causes premières. Quand le mal est à son comble, à plus forte raison le traite-est-il funeste, les régions affectées contenant à peine du sang, ainsi que le prouve l'anasarque qui s'y montre. D'ailleurs, la vie de ces régions étant presque mourante et les épithèmes étant facilement nuisibles, on a tout à redouter d'un pareil traitement.

Les éclectiques ne sont pas plus heureux dans ces maladies, et, en effet, ce n'est pas la combinaison des débilitans et des toniques que demande la vie souffrante; mais qu'on analyse l'influence de la cause première, qu'on parcoure les degrés naturels de la douleur, qu'on analyse surtout la marche du mal, le lien des tissus, et en voyant l'organisme s'atrophier, il est difficile de ne pas se débarrasser de vieilles idées funestes, et de ne pas les remplacer par d'autres qui soient positives sur la nature du mal, ainsi que sur le remède. Partout la nature nous offre une marche générale, et pourquoi ne pas la suivre, puisqu'elle seule conduit à des vérités positives, et qu'elle lève tout obstacle dans leur recherche. Quand la muqueuse des yeux et phlogosée, est-elle seule malade? Non. Quand elle engendre une lésion organique, est-ce elle seule qui est le siége du mal? Non. Ne trouvons-nous pas les mêmes phénomènes dans un rhumatisme et à la suite d'un rhumatisme? Ce que je dis sur ce sujet peut s'appliquer à tous les autres, et alors pourquoi ne pas imiter la marche que j'indique ?

CHAPITRE XIII.

APOPLEXIE.

1re *observation*. M. ***, demeurant à Lille, âgé de quarante-deux ans, d'un tempérament lymphatique, d'une constitution moyenne, ayant la tête petite, le cou d'une longueur ordinaire, et plutôt voisin de la maigreur que de l'embonpoint, fut atteint d'une fièvre violente au mois de mai 1828. Depuis cette époque, ce malade ressentit de loin en loin des douleurs à la tête, qui d'abord légères, finirent par s'accroître et rapprocher leur retour; et au 20 septembre, il présentait l'état suivant :

Les yeux recevaient avec peine la lumière; les sons étaient pénibles, ainsi que les odeurs ; les impressions reçues par tous les sens se transformaient lentement en sensations ; la tête était lourde, toujours douloureuse, surtout quand elle était baissée. Ce symptôme prenait alors un caractère aigu, et le malade en se relevant ressentait, disait-il, au front comme des coups de marteau ; tout raisonnement ne se faisait plus qu'avec de grandes difficultés, et quelquefois il était impossible. Le malade éprouvait de grands étourdissemens; ses mouvemens étaient embarrassés ; les jambes roides, les bras engourdis, les mains comme froides et insensibles, et la parole lente et difficile; le malade ne pouvait se conduire seul, et il n'éprouvait qu'une seul besoin, celui de vivre dans un repos complet. Le sommeil était profond, les digestions naturelles et le pouls très-faible, lent et très-régulier.

Ce malade, chef d'ouvriers dans une fabrique, et livré à de grandes occupations, fut jugé comme atteint d'apoplexie par un médecin qui, par une trop grande habitude de voir les morts, place au rang de ces derniers une foule de vivans. On lui fit subir le traitement que l'on recommande dans une semblable maladie. Il est vrai de dire que, saigné trois fois, il éprouva chaque fois un mieux légèrement sensible, mais toujours de courte durée, et quelques jours après les symptômes devenaient plus graves.

La maladie me parut tout autre que celle qu'admettait le médecin qui avait donné ses soins au malade; je remontai à la cause première, à son influence extraordinaire sur l'encéphale, et tenant ensuite compte de la nature de l'expression du mal, je mis en pratique le traitement qu'il exigeait. En suivant cette marche, j'ai obtenu une amélioration très-forte en une semaine, et, en vingt jours, il n'existait plus aucune trace de symptômes, sans cependant avoir eu recours ni à la saignée, ni à la diète. J'aurais désiré continuer quelque temps encore l'usage des remèdes; mais cet homme était forcé par sa position de reprendre ses travaux, et depuis je l'ai perdu de vue, ce qui me donne la certitude qu'il jouit de la santé.

2e *observation.* Dans l'été de 1828, j'ai donné mes soins à un homme des environs de Lille, âgé de quarante ans et d'une taille très-moyenne, de peu d'embonpoint, et dont les symptômes de sa maladie avaient le caractère suivant. Les corps environnans, quels qu'ils fussent, ne lui causaient que des impressions difficiles; toute tension légère de la peau était insensible; il ne questionnait jamais, et aux questions qu'on lui adressait, il ne répondait que par des monosyllabes. Son air était sombre; il accusait une pesanteur de tête indicible; une indifférence presque absolue pour lui-même, sa femme et ses enfans, et l'impossibilité de retrouver le sommeil. Assis, il restait long-temps dans cette position; debout, il ressemblait à une statue, pendant des heures entières, si rien ne venait lui faire abandonner cette position. Ses membres fléchis ou étendus, élevés ou baissés, restaient de même long-temps dans l'attitude qu'on leur avait donnée; le regard était fixe, la peau terne et le pouls très-lent et très-faible.

Le malade était depuis quelque temps dans cet état, qu'il devait à de violens chagrins domestiques. Il avait éprouvé plusieurs remèdes sans aucun succès; je le soumis au traitement qu'indiquait l'organisme souffrant; et, en vingt-cinq jours, cet homme n'était plus reconnaissable, tant sa position était améliorée. Je lui prescrivis alors la marche qu'il devait tenir pour arriver à la guérison, et depuis je ne l'ai plus revu.

Dans tous les cas, on ne reconnaît en médecine que des apoplexies; et cependant ces faits, et bien d'autres que je pourrais citer, disent le contraire. D'abord ces deux hommes sont peu forts, ils sont dépourvus d'embonpoint; leur tête est petite et leur cou d'une longueur ordinaire, et conséquemment

peu disposés à l'apoplexie. En outre, ils ne sont pas
dans l'âge où cette maladie paraît le plus fréquemment; les causes premières ne sont pas celles qui
produisent ordinairement l'apoplexie; et c'est encore
un motif de plus pour ne pas croire dans ce cas à
l'existence de cette maladie. Passons aux symptômes.
Tous disent que le cerveau résiste très-mal aux excitans extérieurs, que ses fonctions s'exécutent mal;
mais est-ce une raison pour admettre qu'il existe
une apoplexie sanguine exclusive? Une preuve du
contraire, c'est que parmi ces deux malades le premier n'a pas même subi une privation légère, et cependant il est revenu à la santé. Et si l'apoplexie eût
existé, est-ce en augmentant le sang qu'on aurait
obtenu du succès? Pourquoi ne distingue-t-on pas
les divers degrés de sensibilité d'un organe? l'on n'aurait pas des erreurs pareilles à combattre. Dans le cerveau, il existe deux fonctions générales et bien distinctes : l'une qui est le partage de la vie organique, et
l'autre celle de la vie animante du même viscère. Or,
ne peut-il pas arriver que la sensibilité qui préside à
cette dernière souffre, s'éteigne même en partie, indépendamment de celle qui commande à la première?
Dans les paralysies commençantes ou complètes
d'un membre quelconque, on est témoin de ce phénomène, et pourquoi voudrait-on que le cerveau
fût en dehors des lois organiques générales?

Quant au traitement que l'on mettait en pratique,
on sent, d'après ce que je viens de dire, qu'on ne
pouvait en espérer qu'un surcroît de mal, puisque
par les débilitans on altérait les fonctions de la vie organique de l'encéphale, et qu'ainsi l'on aggravait la

maladie qui existait déjà. Ce que j'avance est positif;
car il n'est pas rare d'accroître les symptômes par les
saignées réitérées, et de conduire dans la tombe des
malades, sous prétexte d'une apoplexie que rien ne
démontre pendant la vie ni après la mort.

CHAPITRE XIV.

LOUPES ENKYSTÉES.

Au premier abord, il semble que la science n'ait rien à ajouter au traitement des loupes enkystées; e fait suivant prouvera le contraire.

Madame ***, âgée d'une trentaine d'années, d'une orte complexion, demeurant à Lille, était atteinte d'une loupe enkystée, située sur l'épaule droite, en arrière du tiers externe de la clavicule. Cette tumeur, du volume d'un œuf de poule, enflammée et douloureuse depuis quelques semaines, avait une longue existence. Chargé, au mois de septembre dernier, de la détruire, je crus déroger au traitement ordinaire; d'abord, parce que la malade était d'une sensibilité extrême, qu'elle était sujette à des attaques de nerfs, qu'on avait à craindre qu'elle ne pût supporter l'opération; et ensuite, par d'autres motifs que j'énumérerai bientôt. La loupe fut donc traitée comme je le désirais, et, par ce traitement, j'ai obtenu le résultat suivant. A la place d'un kyste, dont le diamètre était de plus de quinze lignes, se trouve aujourd'hui un enfoncement dont la circonférence est celle de la moitié d'un centime; sa profondeur n'est plus d'une demi-ligne au-dessus du niveau de la peau, et sa surface externe est recouverte par le kyste revenu sur lui-même, et qui remplit les fonctions de la peau.

Par ce procédé, voici ce qui a lieu : 1° l'on n'a pas

besoin de dégager la tumeur par une opération longue et douloureuse ou bien de la brûler et d'exposer le malade à de cruelles douleurs; 2° le traitement ne trouve point un obstacle dans l'irritabilité de l'individu; 3° on peut toujours le mettre en pratique, pourvu que l'une des extrémités de la loupe soit accessible au bistouri; 4° si la tumeur est placée sur la figure, on peut enlever le kyste revenu à l'état ci-dessus, sans causer une large cicatrice qu'il est impossible d'éviter par l'extirpation ordinaire; 5° dans les régions où l'on trouve des obstacles souvent insurmontables quand on suit le traitement ordinaire, on les aplanit dans le plus grand nombre des cas par le traitement que je mets en pratique; 6° et enfin, si le malade ne craint pas la plus légère des difformités, il évite l'extirpation du kyste sans avoir à craindre le retour de la tumeur.

Les avantages que j'offre donc dans ce cas sont immenses, et depuis long-temps ils seraient connus si l'on avait développé la formation des faux tissus.

CHAPITRE XV.

FRACTURES COMMINUTIVES.

1re *observation*. Dans la nuit du 21 décembre 1825, je fus appelé chez M. Potier fils, riche cultivateur, demeurant à Cramail, près Fère-en-Tardenois. Cet homme, âgé de trente-six ans et d'une constitution athlétique, était très-affaibli par la quantité considérable de sang qui, depuis plusieurs heures, coulait de sa main gauche, dans laquelle avait éclaté une arme à feu. Cette main était dans l'état suivant : les doigts médius, annulaire et auriculaire étaient enlevés, les deux tiers inférieurs des métacarpes correspondans avaient aussi disparu, et leur portion restante était dénudée de chair, ainsi que le grand os, les os crochus, pitiforme, et une partie du pyramidal. Les muscles qui forment l'éminence hypothenar étaient détruits, et les tégumens qui recouvrent l'articulation radio-cubito-carpienne avaient eu le même sort vers les deux tiers internes et antérieurs de cette articulation, dans une direction oblique de dehors et dedans, et du bas en haut. La plaie se rétrécissait en suivant cette direction, et avait sur le bord interne du cubitus, vers son articulation intérieure, un pouce de largeur.

La moitié de la dernière phalange de l'index était enlevée.

Ne pouvant conserver des os que je ne pouvais recouvrir de chair, et le pouce et l'index me faisant rejeter toute amputation de l'avant-bras, je pris le parti, dans un cas aussi désespéré, de changer une plaie si compliquée en une plaie simple et d'en réunir ensuite les bords par première intention.

Pour arriver à ce but, 1° les os du métacarpe brisés furent enlevés, et les muscles interosseux situés du côté interne du deuxième métacarpe soigneusement conservés; 2° pour extraire les os du carpe dénudés, j'incisai les ligamens qui unissent le grand os et l'os crochu à tous les autres os du carpe, moins les ligamens qui se rendent au trapèze, et ces deux premiers os enlevés, il en fut ensuite de même du pisiforme en faisant glisser le bistouri du haut en bas entre lui et le pyramidal; 3° la plaie devenue simple par ces deux opérations successives, il fallait en réunir les bords. Pour remplir cette indication, les ligamens qui unissent le trapèze et le trapézoïde au scaphoïde furent coupés, et ensuite ces deux premiers os, qui étaient restés réunis aux premier et deuxième métacarpes furent luxés, ramenés en arrière et en dehors du scaphoïde, et poussés dans cette direction, de manière à produire une saillie, en même temps que le sous-métacarpe fut fléchi sur les surfaces qui se trouvaient en rapport avec les os du carpe extirpés. Par ces divers procédés, le métacarpe de l'index, suivant la direction des os luxés, fut dans des rapports bien plus exacts avec les surfaces à jour; il ne conserva qu'une faible partie exposée au contact de l'air, et la cavité produite par l'extirpation des os crochus et du grand os, presque affacée par la nouvelle situation donnée au trapézoïde, fut remplie par les muscles interosseux du deuxième métacarpe; 4° et enfin, pour réunir les tégumens de l'avant-bras.

à ceux qui recouvrent l'éminence thenar ; une bande
placée entre le pouce et l'index et bien assujettie portait en dedans et en haut (la main supposée dans une
position naturelle) le premier métacarpe, et une seconde bande faisait divers circuits tout autour de
l'avant-bras dont elle comprimait l'artère radiale, et
poussait en bas les tégumens de ce même avant-bras.
Ces deux bandes ainsi placées, agissant en sens contraire, et après avoir fortement fléchi la portion restante du carpe sur l'avant-bras, tendaient non-seulement à réunir les bords de la plaie, mais à diriger
encore les fibres musculaires interosseuses vers la
cavité dont j'ai parlé plus haut, et par divers circuits
à assujettir le second métacarpe réuni aux os restans
du carpe.

Cette opération terminée, les lignes qui marquaient
la réunion des bords de la plaie, et le quart inférieur de la surface interne du second métacarpe, furent recouverts de charpie enduite de beurre frais.

Les premières indications remplies, il fallait éviter
le développement d'une inflammation toujours grave
dans ces cas, et les moyens qu'indiquaient les circonstances furent mis en pratique. Par ce moyen, la
suppuration se montra à peine; le deuxième jour, la
réunion par première intention était complète, et
toute cicatrisation terminée le vingt-cinquième. Le
premier appareil ne fut renouvelé que le sixième
jour.

Voilà quel fut mon succès dans un cas où tout, selon les habitudes ordinaires, indiquait l'amputation de
l'avant-bras. Quatre mois après, les difformités de
la main étaient fortement réparées, l'index ne formait

plus avec l'avant-bras qu'un angle obtus, et les deux doigts restans exerçaient une grande partie de leurs mouvemens.

2° *observation*. Dans le commencement du printemps de l'année 1820, je fus appelé la nuit pour porter mes secours à une dame appelée Bouché, âgée de trente ans, d'une forte constitution, femme d'un gendarme de la brigade de Fère-en-Tardenois. Elle venait d'éprouver un accident des plus graves près du village de Mareuil-en-Dôle. Voici l'histoire de cet accident. Cette dame revenait d'un voyage qu'elle faisait en voiture, traînée par un vigoureux cheval; et arrivée près du village dont je viens de parler, ce cheval, on ne sait pourquoi, s'effraie, prend le mors aux dents, renverse et brise la voiture; et madame Bouché dans ce désordre reçoit la blessure suivante. A partir de l'angle gauche de la commissure des lèvres, et en suivant une ligne droite qui se rendrait de ce point à l'angle externe de l'œil gauche et qui irait, en passant sur l'extrémité supérieure de la tempe, se terminer à un pouce au-dessus de la réunion du coronal avec le pariétal du même côté, la peau et les chairs subjacentes étaient coupées presque perpendiculairement, toutes les fibres musculaires qui couvrent le tiers de la face antérieure et supérieure du temporal séparées de cet os, l'os de la pommette détaché, l'apophyse zygomatique fracturée en quatre fragmens, le muscle masseter détaché aussi dans toute sa partie supérieure, et ce muscle et les fragmens osseux, ainsi que les fibres du temporal étaient renversés en dehors et en arrière. Sur cette plaie, vue dans cet état, on observait en haut une fracture de l'os temporal située sur la ligne qui passerait entre le tiers supérieur et les deux tiers inférieurs de cet os et qui se dirigerait du haut en bas et d'arrière en avant. Le tiers supérieur était légèrement déprimé vers le cerveau, et séparé du fragment inférieur par une ouverture de la largeur d'une ligne, qui me permettait d'introduire facilement une sonde dans le crâne. Une remarque à faire, c'est que l'espace osseux qui était à jour était tellement séparé des fibres musculaires, qu'il montrait la couleur naturelle aux os dénudés. Au-dessous, on remarquait les os de la pommette et les fragmens de l'apophyse zygomatique réunis aux chairs renversées. La malade avait perdu une grande quantité de sang, le pouls était très-faible, et par intervalle elle délirait.

Après avoir bien enlevé les caillots de sang et tous les corps étrangers qui se trouvaient sur la plaie, 1° chaque partie détachée fut mise en contact avec les parties dont elle était séparée; 2° les parties séparées, une fois réunies, furent maintenues dans cette position à l'aide d'un bandage approprié; 3° je cherchai surtout à rendre nul tout mouvement de la mâchoire inférieure, afin de ne pas séparer les uns des autres les fragmens osseux, et à l'aide de ces moyens et de tous ceux qui sont capables d'empêcher le développement de l'inflammation, la réunion par première intention eut un succès complet; à peine si la suppuration se manifesta; en quinze jours, elle ne paraissait plus; le vingt-cinquième, tout appareil fut levé, la malade peut se servir légèrement de la mâchoire inférieure, et depuis la nature a tellement pris soin d'effacer toute trace de la maladie, qu'il n'en reste d'autres vestiges qu'une cicatrice linéaire qui marque les anciens bords de la plaie.

3ᵉ *observation*. Au commencement de l'été 1822, M. Poussans, maire de la commune de La Croix, près Fère, âgé de trente ans et d'une forte complexion, eut la jambe droite fracturée par la roue d'une voiture. Chargé de lui donner des secours, je le trouvai dans l'état suivant, à ma première visite :

L'extrémité du pied droit était portée en dedans; au-devant de la jambe et à trois travers du doigt au-dessus de l'articulation du pied, on remarquait une ouverture faite aux tégumens, et qui donnait passage à un fragment osseux ; les chairs étaient noirâtres dans cette région ; le toucher y faisait reconnaître plusieurs fragmens, et le mouvement imprimé à ceux-ci ajoutait à cette connaissance par les bruits divers qu'il faisait entendre.

1° Agrandir l'ouverture de la plaie des tégumens, pour permettre au fragment osseux un rapprochement plus facile des autres osquilles ; 2° imprimer ensuite au membre les mouvemens nécessaires pour la réunion des fragmens ; 3° appliquer l'appareil destiné à maintenir cette réunion ; 4° et enfin mettre en usage les remèdes capables d'empêcher l'inflammation des organes contus et déchirés : tel fut le traitement que je mis en pratique, et qui me conduisit à un succès complet. En agissant ainsi, je n'eus d'autre inflammation que celle nécessaire pour la réunion des bords de la plaie du derme, inflammation qui fut très-faible, et celle qui pouvait, une fois formée, produire une abondante suppuration au milieu des fragmens, empêcher leur réunion, et conduire à l'amputation du membre, fut donc évitée.

Je viens de citer ces trois cas, parce qu'ils sont intéressans; l'on voit aussi que toutes les opérations chirurgicales ne sont pas indiquées dans les ouvrages de l'art, puisque la première et la seconde que je n'ai pas entièrement décrites sont nouvelles. Mais ce n'est pas là le sujet pour lequel j'ai rapporté ces faits, mais bien pour prouver que dans les cas les plus graves on peut, presqu'à coup sûr, empêcher le développement d'une phlogose nuisible, et par conséquent éviter la suppuration si redoutable dans les cas pareils à ceux que je viens de citer. D'abord l'expérience est ici en ma faveur, et, si l'on réfléchit sur l'extinction plus ou moins grande de la sensibilité des parties déchirées ou violemment contuses, et sur la résistance organique que ces parties présentent à l'aide de ce mal, il est bien évident que la formation de cette phlogose est difficile. Si ensuite on observe que dans ces cas l'on peut soustraire l'organe malade à ses excitans particuliers, et ne lui laisser que la quantité d'excitant général nécessaire à son existence, il est bien certain alors que la phlogose est impossible, à moins que la désorganisation soit telle, que la mort soit éminente; vérité qui, trop ignorée, est cause que la chirurgie sacrifie encore tant de victimes, qu'elle épargnerait si, avant de recourir aux couteaux, elle mettait ces principes en pratique.

FIN.

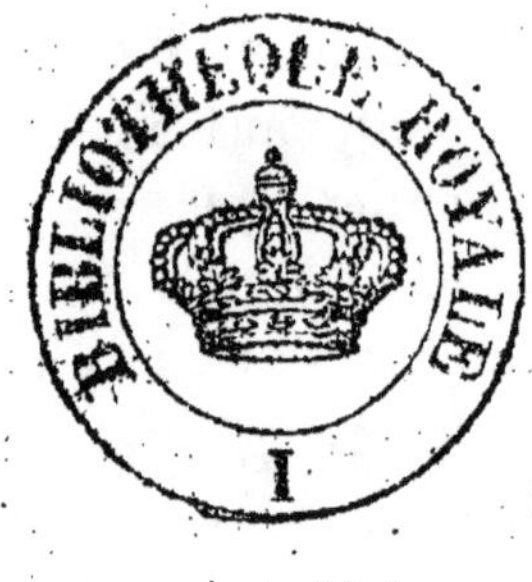